Rezepte ohne Kohlenhydrate: Low Carb Teil 1 - 4

Erfolgreich abnehmen und endlich schlank werden!
(Das Diät Kochbuch)

Charlotte Hunger

By
Charlotte
HUNGER

ISBN-13: 978-1500686673
ISBN-10: 1500686670

1. Was erwartet Sie in diesem Buch?

Der ewige Kampf gegen die lästigen Kilos gehört für viele von uns zum Alltag. Beinahe täglich hören und lesen wir von neuen Diäten, die uns das Blaue vom Himmel versprechen. Dabei sind die meisten dieser Diäten viel zu einseitig, viel zu ungesund und bringen langfristig keinen Erfolg. Und das ist es doch, was wir wollen. Erfolgreich abnehmen und langfristig schlank bleiben!

In diesem Buch werde ich Ihnen das Thema *Low Carb* näher bringen – Eine Ernährungsform, die Ihnen Schritt für Schritt zu Ihrer Traumfigur verhilft. Neben gewissenhaft recherchierten Informationen, persönlichen Tipps & Tricks und einer umfangreichen Kohlenhydrate-Tabelle, bietet Ihnen dieses Buch über 150 ausgewählte Low Carb-Rezepte, die Sie sofort und bedenkenlos in Ihren Ernährungsplan aufnehmen können.

Sparen Sie sich ihre kostbare Zeit, vermeiden Sie die typischen Anfängerfehler und profitieren Sie von meiner 3-jährigen Erfahrung mit Low Carb.

Mit dieser Buch-Serie *Rezepte Ohne Kohlenhydrate: Low Carb – Erfolgreich abnehmen und endlich schlank werden* erhalten Sie so viele Rezepte, dass Sie kein weiteres Low Carb-Kochbuch mehr benötigen. Die Rezepte in diesem Buch decken alle Mahlzeiten des Tages ab und sind sehr übersichtlich gestaffelt, damit Sie immer für den passenden Anlass - schnell & einfach- das passende Rezept finden.

***Rezepte Ohne Kohlenhydrate (Teil 1 – 4)* ist das größte Low Carb-Kochbuch im Amazon Kindle-Store!**

Gewissenhaft zusammengetragen, selbst getestet und garantiert Low Carb!

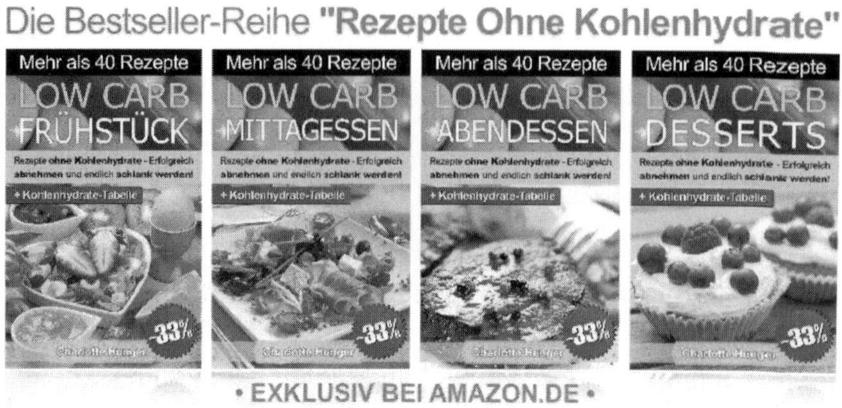

Die komplette Serie *Rezepte Ohne Kohlenhydrate* von Charlotte Hunger gibt es ab sofort exklusiv auf Amazon.de. Weitere Bücher von Charlotte Hunger finden Sie hier:

www.amazon.de/Charlotte-Hunger/e/B00K9IZHA6/

NEU: Diskutieren Sie auf Facebook mit Charlotte Hunger und anderen Lesern über Low Carb.

facebook.com/RezepteOhneKohlenhydrate

INHALTSVERZEICHNIS

BUCH #2 – LOW CARB MITTAGESSEN

BUCH #3 – LOW CARB ABENDESSEN

ANHANG

2. Die Low Carb-Philosophie

Im folgenden Kapitel finden Sie grundlegende Informationen zum Thema *Low Carb*. Keine Angst, Sie müssen kein Experte sein, um das Prinzip hinter *Low Carb* zu verstehen und erfolgreich umzusetzen. Dieses Buch eignet sich sowohl für Einsteiger, als auch für Fortgeschrittene.

2.1 Was ist Low Carb?

Low Carb ist eine Ernährungsform und zeichnet sich durch eine reduzierte Aufnahme von Kohlenhydraten aus. Die Hauptbestandteile der Low Carb-Küche sind gesunde Fette und Eiweiße. Auf dem Low Carb-Speiseplan stehen vor allem Fisch, Fleisch, Gemüse, Nüsse, Salate, Öle sowie magere Milchprodukte. Auf Lebensmittel wie Kartoffeln, Brot, Reis und Nudeln sollten Sie in Zukunft weitestgehend verzichten.

Der Gedanke hinter Low Carb ist durch eine kohlenhydratarme Ernährung den Blutzuckerspiegel möglichst konstant zu halten, damit der Fettabbau ungehemmt funktionieren kann. Neben der Gewichtsreduktion beugt eine Low Carb Ernährung auch vielen Zivilisationskrankheiten vor und fördert den Muskelaufbau.

2.2 Was unterscheidet eine Low Carb-Diät von einer herkömmlichen Diät?

Während herkömmliche Diäten meist sehr einseitig sind und nur über einen bestimmten Zeitraum angewendet werden, geht es bei einer Low Carb-Diät um eine dauerhafte Umstellung der Ernährung. Somit wird der allseits bekannte *Jojo-Effekt* vermieden. Ich persönlich habe die Erfahrung gemacht, dass ich mich bereits zwei Wochen nach der Umstellung auf Low Carb spürbar wohler und leistungsfähiger gefühlt habe. Außerdem musste ich mich nicht mit Hungergefühlen rumplagen, wie es bei meinen vorherigen Diät-Versuchen oft der Fall war. Satt werden ist bei Low Carb ausdrücklich erlaubt!

2.3 Low Carb vs. No Carb

Bei einer No Carb-Diät werden jegliche Kohlenhydrate vom Ernährungsplan gestrichen. Die Hauptenergieträger sind somit ausschließlich Fette und Eiweiße. Hauptnahrungsmittel sind Fleisch, Meeresfrüchte, Eier, Käse, Fette und Öle (Sahne, Schmalz, Butter). Selbst kleinere Mengen an Kohlenhydraten sind bei einer No Carb-Diät absolut tabu und eine ärztliche Überwachung des Blutzuckerspiegels ist dringend zu empfehlen. Viele Lebensmittel auf die man während einer No Carb-Diät verzichtet, enthalten außerdem wichtige Vitamine und Mineralstoffe, auf die der Körper ebenso verzichten muss. Diese Vitamine und Mineralstoffe lassen sich nur durch Nahrungsergänzungsmittel zuführen. Bei starkem Übergewicht ist eine No Carb-Diät zwar sehr effektiv, doch von einer dauerhaften Ernährungsumstellung auf No Carb ist dringend abzuraten. Empfohlen wird daher die sinnvollere und wesentlich gesündere Mischung aus Low Carb-Gerichten am Tag und No Carb-Gerichten am Abend. Dieses Prinzip habe ich übrigens auch bei den Rezepten in meiner Buch-Serie berücksichtigt.

2.4 Die beliebtesten Low Carb-Diäten (Atkins-Diät, Logi, Glyx, uvm.)

Wie Sie nun bereits wissen, zeichnet sich Low Carb durch eine besonders kohlenhydratarme Ernährung aus. Doch welche Unterschiede gibt es zwischen den speziellen Low Carb-Diäten? In dieser Rubrik werde ich Ihnen die Ansätze der 6 beliebtesten Low Carb-Diäten verraten. Ich hoffe ich kann Ihnen damit helfen, die für Sie *richtige Diät* zu finden.

2.4.1 Die New York-Diät

Die New York-Diät, entwickelt von Personal Trainer David Kirsch, verspricht eine Gewichtsabnahme von bis zu 7 Kilo in den ersten zwei Wochen. Neben einer proteinreichen Ernährung, steht ein tägliches Sportprogramm mit 2 Einheiten von je 45-90 Minuten auf dem Programm. Gestaffelt ist die New York-Diät in 3 Phasen, die sich insgesamt über 8 Wochen hinziehen, wobei die 3. Phase auf das gesamte Leben ausgedehnt wird. Für berufstätige bzw. zeitlich stark eingeschränkte Menschen ist die New York-Diät also eher nicht zu empfehlen, da sie neben dem straffen Trainingsplan auf Dauer ungemein viel Disziplin von Ihnen abverlangt.

2.4.2 Die Atkins-Diät

Die Atkins Diät wurde in den 70er Jahren vom Kardiologen Dr. Robert Atkins entwickelt und gehört mittlerweile zu den beliebtesten Low Carb Diäten. Zu Beginn dieser 4-Phasen-Diät wird die Menge an Kohlenhydraten extrem reduziert. Von Phase zu Phase verlängert sich die Liste der erlaubten Nahrungsmittel, bis Sie schließlich Ihre Ernährung komplett umgestellt haben.

2.4.3 Die Logi-Methode

Der Erfinder der Logi-Methode ist Dr. Nicolai Worm, ein deutscher Ernährungswissenschaftler und Buchautor. Das Konzept der Logi-Methode besteht darin, den Insulin- und Blutzuckerspiegel stets konstant zu halten, um somit den Fettabbau zu fördern. In der 4-stufigen Logi-Pyramide, die einer Ernährungspyramide gleicht, wird die

Gewichtung der erlaubten Nahrungsmittel grafisch dargestellt. Die Logi-Diät lässt sich langfristig sehr gut umsetzen, da sehr viele Nahrungsmittel erlaubt sind. Außerdem sind keine Nahrungsergänzungsstoffe während dieser Diät notwendig.

2.4.4 Die Glyx-Diät

Bei der Glyx-Diät wird hauptsächlich auf den glykämischen Index der jeweiligen Lebensmittel geachtet. Der glykämische Index (Abkürzung: GI) bestimmt die Wirkung von Lebensmitteln auf den Blutzuckerspiegel. Je höher der Verzehr von GI-haltigen Lebensmitteln, desto höher steigt auch der Blutzuckerspiegel. Anhand von sogenannten Glyx-Tabellen lässt sich der GI-Wert der einzelnen Lebensmittel bestimmen. Neben den sehr einfach zu kochenden Glyx-Gerichten hat Sport bei dieser Diät einen hohen Stellenwert.

2.4.5 Die Montignac-Methode

Entwickelt vom französischen Politikwissenschaftler und Buchautor Michel Montignac, legt die Montignac-Methode ebenso wie die Glyx-Diät großen Wert auf den glykämischen Index von Lebensmitteln. Die Methode besteht aus 2 Phasen, wobei die erste Phase sehr streng und langandauernd ist. Sport spielt bei dieser Methode allerdings eine nebensächliche Rolle. Neben sehr komplizierten Regeln ist die Montignac-Methode allerdings wissenschaftlich umstritten.

2.4.6 Die South Beach Diät

Die South Beach Diät ist eine Weiterentwicklung der Atkins-Diät und wurde vom Kardiologen Dr. Arthur Agatston entwickelt. Die 3 Phasen beginnen mit einem völligen Verzicht auf Kohlenhydrate (No Carb), lassen aber nach und nach immer mehr Kohlenhydrate zu. Bereits ab der zweiten Phase verspricht diese Diät einen kontinuierlichen Gewichtsverlust von 500 – 1000g pro Woche. Wie auch bei der Glyx-Diät und der Montignac-Methode, wird bei der South Beach Diät auf den GI-Wert der Lebensmittel geachtet.

2.5 Welcher Low Carb-Typ sind Sie? (Aktiv/Inaktiv)

Grundsätzlich gilt, dass eine Low Carb-Diät vor allem für stark übergewichtige Menschen sehr zu empfehlen ist, denn körperlich inaktive Menschen leiden oft an einer geringen Insulinsensitivität. Insulin ist ein körpereigenes Hormon und transportiert wichtige Nährstoffe zu unserer Leber und dem Muskel- und Fettgewebe. Reagieren die Körperzellen nun unempfindlich auf das Insulin, so produziert der Körper immer mehr und mehr Insulin und der Blutzuckerspiegel steigt. Fazit: Der überschüssige Zucker wird in Fett umgewandelt und wandert in das Fettgewebe. Darum sollten übergewichtige Menschen unbedingt auf Kohlenhydrate verzichten.

Anders verhält es sich bei aktiven Menschen, deren Körperfettanteil niedrig ist. Diese Menschen haben eine höhere Insulinsensitivität. Ihr Körper produziert also weniger Insulin, um die Nährstoffe in die Körperzellen zu transportieren. Da aktive Menschen einen höheren Energieverbrauch haben, empfiehlt es sich nicht, den Körper auf eine reine Low Carb-Ernährung umzustellen. Stattdessen sollte man auf zyklische Diätformen (z.B. Low Carb/High Carb) ausweichen.

3. Meine 10 persönlichen Tipps & Tricks für Ihren Diät-Erfolg!

Im folgenden Kapitel werde ich Ihnen meine 10 persönlichen Tipps & Tricks für Ihren Diät-Erfolg verraten. Einige meiner Ideen mögen Ihnen vielleicht bereits bekannt oder als selbstverständlich erscheinen, trotzdem schadet es nie gewisse Dinge ein zweites oder sogar drittes Mal zu hören.

3.1 REGEL #1: Was ist Ihr persönliches Ziel?

Bevor Sie übereilt die Kartoffeln, Nudeln und Co. aus Ihrer Küche verbannen, stellen Sie sich zunächst einmal die Frage *„Was ist mein Ziel?"*. Beantworten Sie diese Frage bitte nicht nur mit der plumpen Antwort *„Abnehmen!"*, sondern konkretisieren sie Ihre Antwort. Je genauer Sie Ihr Ziel formulieren, umso wahrscheinlicher ist es auch, dass Sie dieses Ziel erreichen. Eine mögliche Antwort wäre zum Beispiel: *„Ich möchte wieder in meine Lieblings-Jeans passen"*. Halten Sie sich Ihr persönliches Ziel regelmäßig vor Augen, so motivieren sie sich selbst und werden immer im Sinne Ihres Zieles handeln. Der Mensch ist ein *Gewohnheitstier* und früher oder später wird Ihr positives Denken und Handeln auch zur Gewohnheit, sodass Sie Ihr Ziel mit hoher Wahrscheinlichkeit erreichen.

3.2 REGEL #2: Leben heißt ständig zu lernen

Das Leben ist ein ständiger Lernprozess. Dinge kommen und gehen und verändern sich. Nicht nur die Ernährungsforschung macht ständig Fortschritte, auch Sie und Ihr Körper verändern sich. Was heute noch gilt, kann morgen schon längst überholt sein. Darum verlassen Sie sich nicht nur auf eine Quelle, sondern ziehen Sie viele verschiedene Quellen oder gegebenenfalls Ihren Hausarzt hinzu. Beschäftigen Sie sich regelmäßig mit dem Thema *Ernährung*, denn man lernt bekanntlich nie aus.

3.3. REGEL #3: GETEILTES LEID IST HALBES LEID

Ich weiß ganz genau wie schwer es ist, sich anderen Menschen anzuvertrauen, besonders wenn es sich um ein so persönliches Thema, wie das eigene Gewicht handelt. Doch umso schöner ist es dann, wenn man einen Gleichgesinnten gefunden hat, mit dem man sich regelmäßig über seine Ängste und Sorgen, aber auch Erfolge, austauschen kann. Nicht nur, dass man durch den Erfahrungsaustausch voneinander lernt, man motiviert sich auch gegenseitig und findet vielleicht sogar die beste Freundin fürs Leben, so wie es bei mir der Fall war. :) Sollten Sie keine Person in Ihrem Umfeld haben, der Sie sich anvertrauen können oder möchten, dann ist das Internet die ideale Anlaufstelle für Sie. Egal ob Foren, Facebook-Gruppen oder Blogs – Im Internet treffen Sie schnell und unkompliziert auf Gleichgesinnte.

Diskutieren Sie auf Facebook mit Charlotte Hunger und anderen Lesern über Low Carb.

facebook.com/RezepteOhneKohlenhydrate

3.4. REGEL #4: BEGEISTERN SIE IHREN PARTNER

Die wohl schwierigste Regel, denn viele Partner schalten direkt ab, sobald sie auch nur das Wort *Diät* hören. Das ist auch verständlich, denn die meisten Diäten sind nun mal sehr einseitig und somit langweilig. Doch wie ich bereits in Kapitel 2 geschrieben habe, zählt die Low Carb-Küche absolut nicht dazu. Überzeugen Sie Ihren Lebenspartner von der Vielfältigkeit der Low Carb-Küche. Damit vermeiden sie einen unnötig hohen Kochaufwand und verringern zusätzlich das Risiko in Versuchung kohlenhydrathaltiger Nahrungsmittel zu kommen. Mein persönlicher Tipp: Überzeugen Sie Ihren Partner nicht durch Informationen, sondern zaubern Sie ihm einfach ein leckeres Low Carb-Gericht und sprechen Sie das Thema erst nach dem Essen an. Ihr Partner wird gerne den Kompromiss eingehen auf Kartoffeln und Co. zu verzichten, um dafür ab und zu mal ein etwas besseres Stück Fleisch genießen zu dürfen.

3.5. REGEL #5: PLANUNG IST DAS HALBE LEBEN – DER ERNÄHRUNGSPLAN

Da die verschiedenen Low Carb-Diäten unterschiedliche Ernährungspläne vorschreiben, möchte ich mich an dieser Stelle allgemein fassen. Für eine Low Carb Ernährung gilt im Allgemeinen, dass Sie 3 Mahlzeiten pro Tag zu sich nehmen sollten. Dabei sollten Sie einen Abstand von 5 Stunden zwischen den Mahlzeiten einhalten. Frühstücken Sie beispielsweise um 8:00 Uhr, sollten Sie frühestens um 13:00 Uhr Mittagessen und um 18 Uhr Abendessen. Natürlich können Sie diese Zeiten auch Ihrem Tagesablauf anpassen. Den Abstand zwischen den Mahlzeiten zu verringern oder gar Zwischenmahlzeiten zu sich zu nehmen, sollten sie aber unbedingt vermeiden, denn das führt nur zu einem Überschuss an Nährstoffen, einem erhöhten Insulinspiegel und somit zu einer Zunahme des Fettgewebes (siehe Kapitel 2). Stellen Sie sich regelmäßig für die kommende Woche einen 7-Tage-Plan auf und halten Sie sich daran. Achten Sie dabei auf Abwechslung, schließlich wollen sie mit der Low Carb Ernährung langfristig erfolgreich sein und sich nicht schon nach den ersten Wochen die Kohlenhydrate zurück auf den Teller wünschen.

3.6. REGEL #6: HALTEN SIE IHRE ERFOLGE FEST

Haben Sie vorher auch schon einmal eine Diät probiert? Und, frühzeitig abgebrochen? Mir ging es auf jeden Fall so und das nicht nur bei *einer* Diät. Mein Problem war immer, dass ich mich auf Dauer nicht motivieren konnte. Es gibt nun mal diese Tage, an denen man an sich selbst zweifelt und sich fragt *Wozu?*. Ich würde lügen, wenn ich Ihnen sagen würde, dass ich diese Zweifel während meiner Ernährungsumstellung auf Low Carb vor etwa drei Jahren nicht hatte. Ich hatte diese Zweifel wie bei jeder anderen Diät zuvor auch, doch ich habe eine gute Methode gefunden, um mich in diesen Momenten von meinen Zweifeln zu befreien. Seitdem ich die Low Carb-Ernährung für mich entdeckt habe, führe ich Tagebuch über meine Erfolge. Neben meinem persönlichen Ziel (Punkt 3.1) und meinem aktuellen Gewicht habe ich auch angefangen meine privaten und beruflichen Erfolge in dieses Büchlein einzutragen. Das mag ziemlich einfach klingen, aber ich kann es Ihnen nur ans Herz legen, denn in schlechten Zeiten bewirkt so ein Tagebuch wahre Wunder. Feiern Sie sich und Ihre Vergangenheit!

3.7. REGEL #7: SCHRITT FÜR SCHRITT ZUM TRAUMGEWICHT

Viele Wege führen nach Rom und ich wünsche Ihnen sehr, dass auch Sie den Weg mit *Low Carb* und meinen Lieblingsrezepten erfolgreich meistern. Doch der Weg zum Traumgewicht ist lang und fordert eine Menge Disziplin. Vielleicht ist mein Buch eine kleine Abkürzung zu Ihrem persönlichen Ziel, doch den größten Teil des Weges müssen sie alleine gehen – Schritt für Schritt. Stellen Sie Ihre Ernährung nicht Hals über Kopf um, sondern beginnen Sie langsam. Das Schlüsselwort heißt *Kontinuität*, denn Abnehmen ist ein stetiger Prozess. Versuchen Sie nichts zu erzwingen und fangen Sie nach und nach an die Rezepte aus meinen Büchern für Frühstück, Mittagessen, Abendessen & Dessert in Ihren Ernährungsplan aufzunehmen, bis sie früher oder später Ihre Speisekarte und somit ihre Ernährung komplett umgestellt haben.

3.8. REGEL #8: BELOHNEN SIE SICH FÜR IHREN ERFOLG

Fast jeder Mensch lässt sich durch Belohnungen motivieren. Nutzen Sie das und belohnen Sie sich selbst für Ihre Erfolge. Im Grunde genommen verhält es sich dabei so wie bei Punkt 3.1. Sie setzen sich zunächst einen Meilenstein bzw. ein Zwischenziel auf Ihrem Weg und gönnen sich selbst etwas Gutes, wenn sie dieses Zwischenziel erreicht haben. Eine Belohnung könnte beispielsweise ein Buch sein, was Sie sich schon lange wünschen, ein Kinobesuch, ein neues Paar Schuhe oder Ähnliches. Halten Sie Ihre kleineren Ziele am besten in Ihrem Erfolgs-Tagebuch fest und das Allerwichtigste: Betrügen Sie sich nicht selbst und halten Sie was sie versprechen.

3.9. REGEL #9: KÜNSTLICHER DRUCK – STÄRKERER WILLE

Um Ihre kleinen und großen Ziele zu erreichen, schaffen sie sich zusätzlichen Zeitdruck bzw. setzen Sie sich *Deadlines!* Durch diesen innerlichen Druck werden Sie effektiver an sich arbeiten und Ihre Ziele noch schneller erreichen. Wem das noch nicht genügt, der kann seine vorgenommenen Ziele auch gerne seinen Mitmenschen mitteilen. Dadurch wird der Druck und der unbedingte Wille ein bestimmtes Ziel zu erreichen noch höher. Aber Achtung: Legen Sie die Latte nicht zu hoch und stecken Sie sich realistische Ziele, um sich selbst vor einer Enttäuschung zu bewahren.

3.10. REGEL #10: HEUTE BEGINNT MEIN NEUES LEBEN

All die Recherche und Planung ist gut und richtig, aber vergessen Sie nicht mit dem Abnehmen zu starten, denn wer zu viel plant, der verliert sich. Das Thema *Ernährung* ist schier unendlich und Sie müssen kein Ernährungsexperte sein, um mit einer Diät zu beginnen. Werden Sie heute aktiv und beginnen Sie heute mit Ihrer Ernährungsumstellung!

1. Das perfekte Low Carb-Frühstück

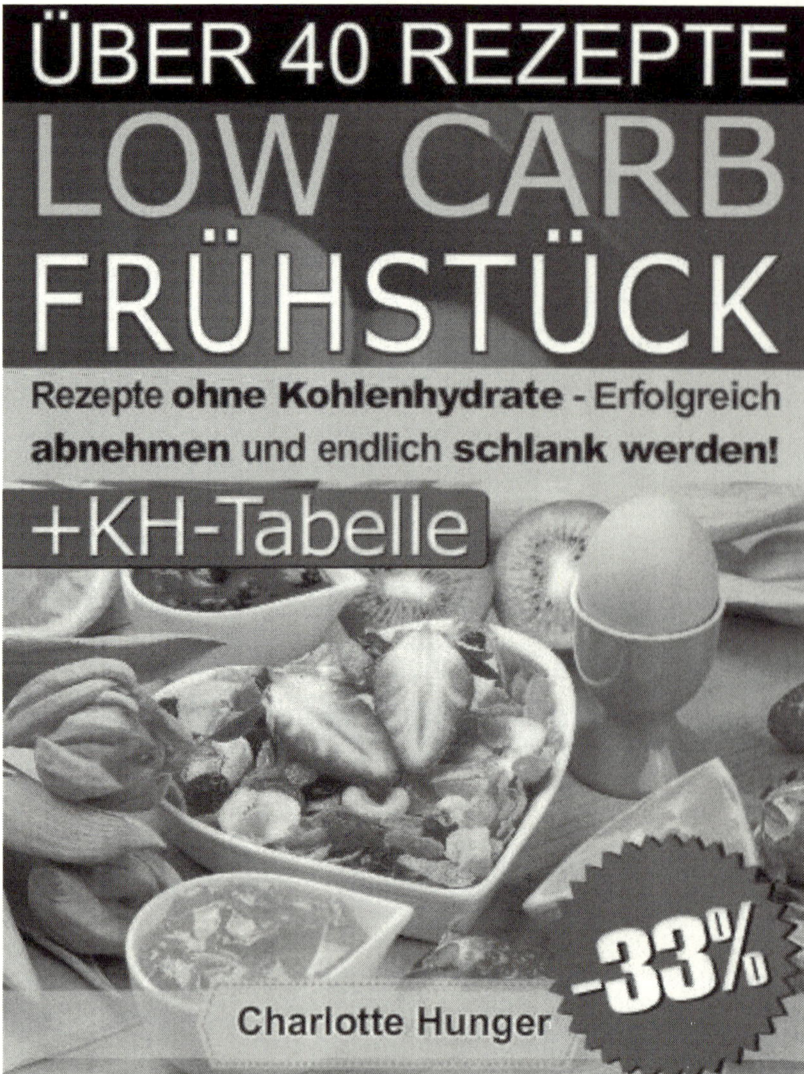

Das geliebte Nutella-Brötchen? Verboten! Die schnelle Schüssel Cornflakes? Verboten! Es scheint so als würde das Low Carb-Frühstück unter keinem guten Stern stehen. Doch da irren Sie sich. Wer ein herzhaftes Frühstück bevorzugt, der wird auch zukünftig voll und ganz auf seine Kosten kommen, denn ein typisch englisches Frühstück á la Bacon&Eggs ist erlaubt. Für die Naschkatzen unter Ihnen, die es am Morgen gerne süß mögen, habe ich aber auch einige kreative Rezepte vorbereitet, die ich Ihnen auf den folgenden Seiten verraten werde. Sind Sie eher der *Frühstücksmuffel*, dann empfehle ich Ihnen einen meiner leckeren Smoothies zu probieren.

Generell ist das Frühstück unumgänglich, denn es treibt den Stoffwechsel an, macht sie fit für den Tag und beugt unliebsamen Hungerattacken vor.

Die Nährwerte aller Rezepte wurden sorgfältig von der Autorin selbst berechnet.

2. Süße Rezepte

2.1 Erdnuss-Crepes

101,2 Kcal | 423,4 kJ | 8,8 Eiweiß (g) | 7,1 Fett (g) | 0,3 KH (g) pro Crepe

Zutaten (für 9 Crepes):

- 6 Eier
- 50 g neutrales Eiweißpulver
- 30 g Erdnussöl
- etwas Wasser

Zubereitung:

Die Eier mit dem Eiweißpulver zu einem cremigen Teig verrühren. Geben Sie so viel Wasser zu dem Teig, dass eine Teigmasse entsteht. Etwas Erdnussöl in die Pfanne geben und gleichmäßig verteilen (zB. mit einem Stück Küchenrolle). Jeweils ca. 2 EL Teig in die Pfanne geben, bis die Crepes goldbraun sind. <Gelingt garantiert und schmeckt einfach gut.

2.2 Protein-Pfannkuchen

181,7 Kcal | 760 kJ | 18,3 Eiweiß (g) | 10,7 Fett (g) | 2,35 KH (g) pro Portion

Zutaten (für 4 Pfannkuchen):

- 100 g Frischkäse
- 40 g Mascarpone
- 4 Eier
- 30 g Eiweißpulver
- 10 g Gluten
- Süßstoff

Zubereitung:

Geben Sie alle Zutaten zusammen in eine Schüssel und schlagen Sie sie mit einem Handmixer schaumig. Anschließend geben Sie die Masse nach und nach in eine Pfanne, um 4 köstliche Protein-Pfannkuchen daraus zu backen. In wenigen Minuten können Sie ein leckeres Frühstück genießen. Einfach köstlich.

2.3 Leinsamen-Madel-Muffins

121 Kcal | 522 kJ | 8,4 Eiweiß (g) | 8,5 Fett (g) | 1,7 KH (g) pro Muffin

Zutaten:

- 500 g Magerquark
- 10 Eier
- Salz
- 2 Päckchen Backpulver
- 200 g Leinsamen, fein geschrotet
- 80 g Flohsamen
- 50 g Mandeln, gemahlen

Zubereitung:

Mit einem Handrührgerät mixen Sie die Eier, den Magerquark und das Backpulver zu einer gleichmäßigen Masse. Anschließend verrühren Sie die Leinsamen, Flohsamen und die gemahlenen Mandeln mit der Masse und füllen den Teig in eine geeignete Muffin-Form. Nun lassen Sie die Muffins bei 160 Grad (Umluft) für ca. 30-40 Minuten backen, bis die Muffins eine braun-goldene Farbe annehmen. Eine kleine Köstlichkeit für jedermann.

2.4 Knuspermüsli

3175,7 Kcal | 13291,4 kJ | 94,8 Eiweiß (g) | 238,9 Fett (g) | 19,9 KH (g) pro Blech

Zutaten (für 1 Blech)

- 10 Tassen Kokosflocken
- 2 Tassen gehackte Mandeln

- 1 Tasse Sonnenblumenkerne
- 1 Tasse Kürbiskerne
- 1/2 Tasse Mandelmehl
- 8 Eiweiß
- Süßstoff (Stevia)

Zubereitung:
Verquirlen Sie das Eiweiß mit dem Süßstoff (Stevia). Nun geben Sie alle Zutaten in eine Schüssel und vermischen alles mit dem Eiweiß. Verteilen Sie das Müsli auf einem mit Backpapier ausgelegten Backblech und schieben Sie es für ca. 60 Minuten bei 135 Grad in den Ofen. Mischen Sie es nach etwa der Hälfte der Backzeit, damit das Müsli gleichmäßig knusprig wird. Sobald das Müsli goldbraun ist, nehmen Sie es aus dem Ofen und können es genießen. Besonders geeignet für das Wochenende, da ein größerer Zeitaufwand vorhanden ist.

2.5 Waffeln

166,7 Kcal | 697 kJ | 13 Eiweiß (g) | 10,5 Fett (g) | 4,3 KH (g) pro Waffel

Zutaten (für 6 Waffeln):
- 60 g Butter
- 100 g Quark
- 4 Eier
- 6 EL Eiweiß-Pulver
- 2 EL Öl
- etwas Zucker

Zubereitung:
Geben Sie die Butter in einen Topf und erhitzen Sie diese, bis die Butter geschmolzen ist. Lassen Sie die flüssige Butter etwas abkühlen und verrühren Sie sie dann zusammen mit dem Quark und dem Öl in einer Schüssel. Nun geben Sie die Eier, das Eiweißpulver und den Zucker dazu, vermischen alles und backen den Teig portionsweise in einem

Waffeleisen. Sie können die fertigen Waffeln gerne mit Früchten dekorieren oder mit Puderzucker bestreuen. Der Klassiker für die ganze Familie.

2.6 Chia-Himbeer-Pudding

228,5 Kcal | 764,8 kJ | 4,8 Eiweiß (g) | 7,2 Fett (g) | 19,4 KH (g) pro Portion

Zutaten (für 5 Portionen):

- 500 ml Haselnussmilch
- 90 g Chiasamen
- 6 EL Zucker
- 1 Päckchen Vanillezucker
- 400 g Himbeeren

Zubereitung:

Geben Sie die Chiasamen in die Milch. Rühren Sie 24 Minuten lang alle 10 Minuten um. Pürieren Sie die Himbeeren und streichen Sie sie durch ein Sieb. Nun mischen sie alles mit dem Zucker und Vanillezucker und stellen den Pudding für 2-3 Stunden in den Kühlschrank. Eine köstliche Abwechslung zum altbekannten Schokopudding.

2.7 Eiweiß-Pancakes

45,5 Kcal | 190,3 kJ | 5,6 Eiweiß (g) | 2,1 Fett (g) | 0,8 KH (g) pro Pancake

Zutaten:

- 2 ganze Eier,
- 20 g Eiweißpulver(Vanille)
- 20 g Frischkäse (5 %),
- 1 Prise Backpulver,
- 50 ml Milch (1,5 % Fett),
- Optional 2-3 Spritzer flüssiger Süßstoff

Zubereitung :
Verquirlen Sie alle Zutaten in einer Schüssel zu einer cremigen Masse. Anschließend geben Sie den Teig portionsweise in eine Pfanne, bis die Pancakes golbraun sind. Ein Klassiker aus Amerika, der in immer mehr deutschen Küchen Einzug hält.

2.8 Der 2 Minuten-Muffin

102,8 Kcal | 430,2 kJ | 7,4 Eiweiß (g) | 6,6 Fett (g) | 4,1 KH (g) pro Muffin

Zutaten (für 1 Muffin):
- 1 TL Erdnussbutter
- 1 TL ungesüßte Mandelmilch
- 1 TL Vanille Whey Protein

Zubereitung:
Mischen Sie alle Zutaten in einer Schüssel und geben Sie die Masse anschließend in eine kleine Form. Lassen Sie den Muffin für eine Minute in der Mikrowelle backen. Falls Sie den Muffin lieber trockener mögen, lassen Sie ihn einfach eine Minute länger in der Mikrowelle. Für einen besonders schnellen Start in den Tag perfekt geeignet.

2.9 Müsli-Vorrat

4857,1 Kcal | 20330,5 kJ | 49,4 Eiweiß (g) | 424,5 Fett (g) | 193,2 KH (g) pro Blech

Zutaten (für 1 Blech):
- 100 g Walnusshälften
- 100 g Haselnüsse
- 100 g Kokosflocken
- 100 g Mandeln
- 100 g Cranberries, getrocknet
- Zimt

- Etwas Honig
- 250g Kokosöl oder Butter

Zubereitung:
Geben Sie alle Nüsse in einen Mixer und lassen sie den Mixer nur kurz pulsieren. Sie können die Nüsse auch mit einem Messer zerkleinern. Füllen Sie die Kokosflocken, Cranberries und die Nüsse in eine Schüssel und heizen Sie den Backofen auf 180 Grad vor. Bringen Sie 250 g Butter oder Kokosöl in einer Pfanne zum schmelzen und gießen Sie diese über das Müsli. Würzen Sie das Müsli mit Zimt und etwas Honig. Verteilen Sie das Müsli auf einem mit Backpapier ausgelegten Blech und schieben Sie es für ca. 10-25 Minuten in den Ofen. Wenden Sie das Müsli häufig, damit es Ihnen nicht verbrennt und nehmen Sie es aus dem Ofen, sobald es goldbraun ist.
Einmal zubereiten und man hat genug Müsli für mehrere Tage.

ACHTUNG: Bitte wundern Sie sich nicht über den hohen Kohlenhydratanteil. Bei diesem Rezept handelt es sich um ein ganzes Backblech.

2.10 Apfel-Himbeer-Quark

76,8 Kcal | 321,8 kJ | 7,6 Eiweiß (g) | 1,3 Fett (g) | 7,6 KH (g) pro Portion

Zutaten (für ca. 5 Portionen):
- 250 g Quark (20% Fett)
- 150 g Himbeeren, aufgetaut oder frisch
- 2 EL Milch
- 2 EL Apfelmus, ohne Zucker
- 1 EL Goji-Beeren, getrocknet
- 2 EL Leinsamen, geschrotet
- 1 Apfel
- Süßstoff, flüssig (Stevia)

Zubereitung:
Verrühren Sie alle Zutaten bis auf den Apfel miteinander. Entfernen Sie das Kerngehäuse des Apfels und schneiden Sie den Apfel in feine Stifte. Rühren Sie die Apfel-Stücke unter die Quarkmasse.
Ein wahrer Genuss für alle Obstliebhaber.

2.11 Schoko-Sojaflocken

856,5 Kcal | 3584,4 kJ | 83,9 Eiweiß (g) | 48,9 Fett (g) | 15,8 KH (g) pro Blech

Zutaten (für 1 Blech):
- 150 g Soja-Flocken
- 50 g Soja-Kerne
- 20 g Kakaopulver
- 4 EL Wasser
- 6 ml Süßstoff, flüssig

Zubereitung:
Verrühren Sie den Kakao, Süßstoff und das Wasser, sodass Sie keine Klümpchen mehr sehen. Geben Sie die Soja-Flocken und –Kerne hinzu und verrühren Sie alles gut miteinander. Breiten Sie die Masse gleichmäßig auf einem mit Backpapier ausgelegten Blech aus und rösten Sie sie für ca. 25 Minuten bei 200 Grad Ober-/Unterhitze. Nehmen Sie die Flocken aus dem Ofen und lassen Sie sie abkühlen. Super geeignet für Naschkatzen, die nicht auf den Geschmack von Schokolade verzichten wollen.

3. Herzhafte Rezepte

3.1 Lauch-Schinken-Omlett

327,5 Kcal | 1369,6 kJ | 24 Eiweiß (g) | 21 Fett (g) | 8 KH (g) pro Omlett

Zutaten (für 2 Portionen):

- 1 Packung gekochter Schinken
- 1 Stange Lauch
- Fettreduzierte Butter
- 100 ml fettreduzierte Creme Fraiche
- 50 ml Milch
- 50 g Parmesan
- 3 Eier
- 2 Eigelb
- Salz, Pfeffer und Muskat zum Abschmecken

Zubereitung:

Schneiden Sie den Lauch zunächst längs und anschließend in Scheiben. Würfeln Sie den Schinken und geben Sie Lauch und Schinken zusammen mit etwas Butter in eine kleine Pfanne. Kochen Sie nun die Milch mit Creme Fraiche auf und rühren Sie etwa 2/3 des Parmesans unter, damit er langsam schmilzt. Nehmen Sie das Ganze vom Herd, geben Sie die Eier und das Eigelb hinzu und verrühren Sie alles zu einer Masse. Schmecken Sie alles mit Salz, Pfeffer und Muskat ab und heizen Sie den Backofen währenddessen auf 160 Grad vor. Die Masse, bestehend aus Eiern, Milch und Creme Fraiche geben Sie über den Schinken und Lauch. Streuen Sie den restlichen Parmesan über das Omlett und garen Sie es etwa 20 Minuten im Backofen.
Einfach eine kleine Köstlichkeit.

3.2 Käse-Omlett

445,2 Kcal | 1862,8 kJ | 24,6 Eiweiß (g) | 37,9 Fett (g) | 1,8 KH (g) pro Portion

Zutaten (für 1 Portion):
- 2 Eier
- 0,5 TL Zitronensaft
- 1 TL Butter
- Muskat
- Salz
- Pfeffer
- 2 EL geraspelter Bergkäse
- 2 EL Schnittlauchröllchen
- Ggf. Tomatenstückchen
- Ggf. Frühlingszwiebeln

Zubereitung:
Verrühren Sie die Eier mit Salz, Muskat, Pfeffer und dem Zitronensaft und geben Sie etwas Butter in eine Pfanne. Geben Sie die Masse in die Pfanne und stellen Sie die Herdplatte auf geringe Hitze. Schwenken Sie die Pfanne regelmäßig hin und her, damit das Omlett nicht anbrennt. Wenn die Oberseite des Omletts beginnt fest zu werden, bestreuen Sie das Omlett mit etwas Bergkäse und nehmen Sie die Pfanne vom Herd. Fertig!

3.3 Bacon & Eggs-Muffins

374 Kcal | 1565,5 kJ | 9,3 Eiweiß (g) | 36,3 Fett (g) | 0,5 KH (g) pro Muffin

Zutaten (für 6 Portionen):
- 6 Eier
- 24 Scheiben Frühstücksspeck
- Etwas Olivenöl
- Salz

- Pfeffer
- geriebener Käse

Zubereitung:

Braten Sie zunächst den Speck von allen Seiten in der Pfanne an, bis er schön knusprig ist. Heizen Sie den Backofen auf 180 Grad vor. Fetten Sie 6 Muffin-Formen mit etwas Öl und legen Sie je 4 Streifen des Frühstücksspecks (kreuzweise) in die jede Form. Geben Sie nun das Ei in die Form und schieben Sie es für etwa 10 Minuten in den Backofen. Wenn Sie möchten, können Sie auch etwas geriebenen Käse vor dem Backen auf das Ei geben. Very British very delicious.

3.4 Sandwich

203,6 Kcal | 851,5 kJ | 10,3 Eiweiß (g) | 13,2 Fett (g) | 9,4 KH (g) pro Portion

Zutaten (für 1 Sandwich):

- 2 Low Carb Brotscheiben
- 2 Scheiben Schinken
- 1 Scheibe Käse
- 2 Blätter Kopfsalat
- 1/2 Tomate
- 1 Gewürzgurke
- 1-2 TL Butter (zum Bestreichen)

Zubereitung:

Toasten Sie die Low Carb Brotscheiben und bestreichen Sie die Scheiben anschließend mit Butter. Belegen Sie eine Scheibe mit Salatblättern,Wurst und Käse, sowie Tomaten- und Gewürzgurkenscheiben. Anschließend bedecken Sie das Sandwich mit der zweiten Scheibe Brot und teilen es diagonal in zwei Dreiecke. Der Klassiker aus den USA auch BLT (Bacon /Lettuce / Tomato) Sandwich genannt.

3.5 Brot mit Lachs

143,6 Kcal | 600,8 kJ | 12,9 Eiweiß (g) | 13,2 Fett (g) | 7,3 KH (g) pro Portion

Zutaten (für 1 Portion):

- 1 Scheibe Low Carb Brot
- 50 g geräucherten Lachs
- 1 EL Frischkäse
- einen Spritzer Zitrone
- frischer Dill
- frischer Schnittlauch
- Kresse

Zubereitung:

Waschen Sie den Schnittlauch, Dill und die Kresse mit kaltem Wasser und schneiden Sie den Schnittlauch in kleine Ringe. Mischen Sie alles unter den Frischkäse und verteilen Sie es auf der Low Carb Brotscheibe. Nun legen Sie den Lachs auf das Brot und beträufeln ihn mit etwas Zitrone. Wenn Sie möchten, können Sie Ihr Brot auch mit Dill und Kresse garnieren. Einfach, unkompliziert und lecker.

3.6 Rührei mit Speck

186,7 Kcal | 809,5 kJ | 6,7 Eiweiß (g) | 17,7 Fett (g) | 0,5 KH (g) pro Portion

Zutaten (für 2 Portionen):

- 4 Eier
- einen Schuss vollfette Sahne (ca. 3 EL)
- 50 g Schinkenspeck
- Salz und Pfeffer

Zubereitung:

4 Eier aufschlagen und mit der Sahne verrühren, bis eine homogene Masse entsteht. Speck zerkleinern und in etwas Fett anbraten (oder

eben ohne, wenn man eine beschichtete Pfanne hat) bis der Speck knusprig ist. Dann die Eimasse darüber geben und anfangen zu rühren, wenn es am Boden stockt. Solange rühren bis das Ei komplett gestockt ist. Nicht zu lange warten, sonst wird es trocken. Mit Salz/Pfeffer und Schnittlauch würzen und anrichten. Das perfekte, sättigende Low Carb Frühstück.

3.7 Käserührei

330,5 Kcal | 1382,5 kJ | 19,8 Eiweiß (g) | 26,5 Fett (g) | 2,1 KH (g) pro Portion

Zutaten (für 2 Portionen):

- 6 Eier
- Etwas Butter
- 6 EL Milch
- 100 g Gouda
- Pfeffer
- Salz
- Schnittlauch
- 50 g Schinken, gekocht + gewürfelt
- 50 g Speck
- 1 Tomate
- 1 Zwiebel

Zubereitung:

Verrühren Sie Eier, Milch und Gewürze zu einer Masse. Zu dieser Eiermasse geben Sie nun den in kleine Stücke geschnitten Gouda und den gewürfelten Schinken. Lassen Sie die Butter in einer Pfanne anschwitzen. Geben Sie die Eiermasse hinzu und rühren Sie alles regelmäßig um. Käseliebhaber kommen hier nicht zu kurz.

3.8 Warme Möhren mit Haferflocken

188,2 Kcal | 787,5 kJ | 4 Eiweiß (g) | 7,4 Fett (g) | 25,2 KH (g) pro Portion

Zutaten (für 1 Portion):

- 1 Möhre mittelgroß (80g)
- 60 ml Wasser
- 2 EL Haferflocken
- 1 EL Agavendicksaft oder Ahornsirup
- 2 TL Sahne oder alternativ Leinöl

Zubereitung:

Putzen Sie zunächst die Möhren und raspeln Sie sie grob. Nun bringen Sie die 60 ml Salzwasser zum Kochen, geben die Möhren und Haferflocken hinzu und schalten die Herdplatte ab. Anschließend rühren Sie den Ahornsirup und die Sahne unter und lassen alles einen Moment quellen. Sehr empfehlenswert!

4. Aufstriche

4.1 Orangenmarmelade

107,2 Kcal | 448 kJ | 9,4 Eiweiß (g) | 0 Fett (g) | 16,6 KH (g)

Zutaten:

- Orangenaroma
- ½ Orange
- Flüssiger Süßstoff
- Gelatine
- Wasser (Anweisung auf der Gelatine-Verpackung beachten)

Zubereitung:

Bereiten Sie die Gelatine unter Berücksichtigung der Anleitung auf der Verpackung zu. Während die Gelatine quellt, schälen Sie die halbe Orange und befreien Sie sie von den Membranen. Schneiden Sie nun das Fruchtfleisch in kleine Würfel und entfernen Sie dabei alle Kerne aus dem Fruchtfleisch. Anschließend fügen Sie der Gelatine die Organgenstückchen, etwas Orangenaroma und Süßstoff hinzu. In den nächsten Stunden wird diese Masse fester, bis Sie schließlich eine Wackelpudding-ähnliche Konsistenz hat. Geben Sie nun vorsichtig etwas Wasser hinzu, damit die Masse etwas flüssiger wird. Achten Sie darauf, dass Sie nicht zu viel Wasser dazu geben, damit die Masse streichfest bleibt. Ein ganz besonderer Brotaufstrich.

4.2 Nuss-Nugat-Creme

423,8 Kcal | 1773,8 kJ | 9,0 Eiweiß (g) | 38,9 Fett (g) | 7,1 KH (g)

Zutaten:

- Vanillearoma
- 50 g Haselnüsse, gerieben

- Süßstoff, flüssig
- 10 g Backkakao
- Öl nach Bedarf

Zubereitung:
Vermengen Sie den Kakao und die geriebenen Haselnüsse in einer Schüssel und fügen Sie etwas Vanillearoma und ein paar Tropfen Süßstoff hinzu. Mixen Sie die Zutaten mit einem Löffel oder einem Handmixer zu einer Masse. Schmecken Sie die Masse ab und geben Sie evtl. noch ein paar Tropfen Süßstoff hinzu. Geben Sie etwas Öl hinzu, falls die Masse nicht flüssig genug ist. Nun rühren Sie noch eine kleine Hand geriebener Haselnüsse unter und fertig ist Ihre eigene Nuss-Nugat-Creme. Verzehren Sie diese innerhalb von einer Woche. Eine süße aber gesunde Alternative.

4.3 Zimtbutter

184 Kcal | 770,5 kJ | 2,25 Eiweiß (g) | 20,2 Fett (g) | 0,15 KH (g)

Zutaten:
- 125 g weiche Butter
- 1 EL flüssiger Süßstoff (Huxol)
- 1 TL Zimt

Zubereitung:
Verrühren Sie alle Zutaten miteinander. Decken Sie die Schüssel ab und stellen Sie sie für mindestens eine Stunde in den Kühlschrank. Die Zimtbutter eignet sich hervorragend als Aufstrich für Low Carb Brot, Waffeln und Pfannkuchen.

4.4 Thunfisch-Aufstrich

78,5 Kcal | 328 kJ | 14,1 Eiweiß (g) | 0,25 Fett (g) | 4,2 KH (g)

Zutaten:

- 125 g Magerquark
- 50 g Thunfisch im eigenen Saft, abgetropft
- ½ Zwiebel, kleingehackt
- 2 EL Mineralwasser, mit Kohlensäure
- 1 TL Sardellenpaste
- etwas Zitronensaft

Zubereitung:

Verquirlen Sie den Magerquark mit dem Mineralwasser zu einer cremigen Masse. Anschließend rühren Sie den Thunfisch und die kleingehackte Zwiebel unter. Würzen Sie den Aufstrich mit etwas Sardellenpaste, Zitronensaft, Salz und Pfeffer. Schmeckt besonders gut auf geröstetem Low Carb Toast.

4.5 Camembert-Aufstrich

68,5 Kcal | 259 kJ | 3,7 Eiweiß (g) | 4,7 Fett (g) | 0,6 KH (g) pro Portion

Zutaten:

- 65 g Camembert Halbfettstufe
- 15 g Zwiebeln, kleingehackt
- 5 g Butter
- 25 ml Sahne (30% Fett)
- etwas Kümmel
- Jodiertes Salz
- Pfeffer
- Paprikaschoten-Pulver

Charlotte Hunger

Zubereitung:
Entfernen Sie den Rand/Schimmel des Camembert und zerstampfen Sie ihn mit einer Gabel. Nun vermischen Sie die Butter mit der Sahne in einer Schüssel und geben dann den Käse, die kleingehackte Zwiebel und den Kümmel hinzu. Verfeinern Sie den Aufstrich mit Salz, Pfeffer und Paprikapulver. Sie können Ihren Camembert-Aufstrich auch mit feinen Schnittlauchringen und Tomatenscheiben garnieren. Bon Appetit.

5. Brote

5.1 Das Logi-Brot

1163,5 Kcal | 4868,5 kJ | 68,8 Eiweiß (g) | 82,4 Fett (g) | 23,8 KH (g) pro Brot

Zutaten (für 1 Brot):

- 150 g Magerquark
- 4 Eier
- 50 g Mandeln, gemahlen
- 50 g Leinsamen, geschrotet
- 2 EL Weizenkleie
- 1 EL Mehl
- 1/2 Pck. Backpulver
- 1/2 TL Salz
- 1 EL Sonnenblumenkerne
- 1 Stück Butter

Zubereitung:

Heizen Sie Ihren Backofen für 15 Minuten auf 150 Grad (Umluft) vor. Verrühren Sie jetzt Quark, Eier, Mandeln, Leinsamen, Weizenkleie, Mehl, Backpulver und Salz in einer Schüssel. Lassen Sie den Teig 5 Minuten ruhen und fetten Sie währenddessen die Brotbackform mit etwas Butter. Anschließend geben Sie den Teig in die Backform, streichen ihn glatt und bestreuen ihn gleichmäßig mit den Sonnenblumenkernen. Lassen Sie das Brot für 50 Minuten backen. Frisches, selbstgemachtes Brot - einfach nur köstlich.

5.2 Low Carb-Brötchen

208,5 Kcal | 873,1 kJ | 12,3 Eiweiß (g) | 16,6 Fett (g) | 0,3 KH (g) pro Brötchen

Zutaten (für ca. 6 Brötchen):

- 50g Eiweißpulver
- 30g Sojamehl
- 20g geschroteter Leinsamen
- 4 Eiweiß
- 80g Öl
- 1 TL Guarkernmehl
- 2 Prisen Salz
- Etwas Wasser, je nach Bedarf

Zubereitung:

Schlagen Sie das Eiweiß zu Eischnee und geben sie Öl und etwas Wasser hinzu. Anschließend geben Sie alle restlichen Zutaten zum Eischnee und verrühren die Masse zu einem glatten Teig. Zum Schluss feuchten Sie Ihre Hände leicht an und formen aus dem Teig kleine Brötchen, die Sie für ca. 30 Minuten bei 200 Grad in den Ofen schieben. Die perfekte Alternative zum herkömmlichen kohlenhydrathaltigen Brötchen.

5.3 Würzige Laugenbrötchen

212,5 Kcal | 770 kJ | 10,3 Eiweiß (g) | 16,6 Fett (g) | 0,3 KH (g) pro Brötchen

Zutaten (für ca. 6 Brötchen):

- 4 Eiweiß
- 80 g Öl
- 30 g Sojamehl
- 1 TL Guarkernmehl
- 20 g geschroteter Leinsamen
- 50 g neutrales Eiweißpulver
- 1 TL Salz

- Natronlauge
- Wasser

Zubereitung:
Trennen Sie die Eier und schlagen Sie das Eiweiß mit einem Rührgerät auf. Während des Rührens geben Sie langsam das Öl hinzu. Geben Sie alle oben aufgeführten Zutaten hinzu (bis auf die Lauge und den Käse). Falls der Teig zu fest sein sollte, geben Sie etwas Wasser dazu, damit der Teig geschmeidiger wird. Formen Sie mit leicht feuchten Händen kleine Brötchen und legen Sie diese auf ein mit Backpapier ausgelegtes Backblech. Bestreichen Sie die Brötchen mit Lauge und lassen Sie die Brötchen für etwa 30 Minuten bei 200 Grad backen. Tipp: Vor dem Backen können sie die Brötchen auch mit Käse bestreuen.

5.4 Gewürzbrot

1773,5 Kcal | 7421 kJ | 113,1 Eiweiß (g) | 104,2 Fett (g) | 65,2 KH (g) pro Brot

Zutaten (für 1 Brot)
- 50 g Weizenkleie
- 75 g Leinsamen, geschrotet
- 50 g Mehl (Kichererbsen-)
- 50 g Mandeln, gehackt
- 50 g Walnüsse, grob gehackt
- 50 g Sonnenblumenkerne
- 1 Ei
- 250 g Magerquark, 20%
- 100 ml Wasser
- 1 TL Backpulver
- 1 Zwiebel
- 1 Zehe Knoblauch
- etwas Butter

Zubereitung:
Heizen Sie Ihren Backofen auf 180 Grad vor. Hacken Sie die Knoblauchzehe und die Zwiebel klein und schwitzen Sie diese mit etwas Olivenöl an. Vermengen Sie nun alle Zutaten zu einem Teig und würzen Sie den Teig mit Salz und Pfeffer. Nun verrühren Sie die Zwiebeln und den Knoblauch mit dem Teig und lassen ihn für 10 Minuten ziehen. Fetten sie währenddessen die Brotbackform mit etwas Butter und bestreuen Sie die Form mit den Sonnenblumenkernen. Nun füllen Sie den Teig in die Form, streichen ihn glatt und streuen gleichmäßig weitere Sonnenblumenkerne darüber. Lassen Sie das Brot für 40 Minuten backen, bis es schön knusprig ist. Eine wahre Gewürzexplosion im Mund.

5.5 Walnussbrot

1291,4 Kcal | 5404,6 kJ | 107,2 Eiweiß (g) | 68,7 Fett (g) | 46,4 KH (g) pro Brot

Zutaten (für 1 Brot):
- 250 g Quark (20%)
- 50 g Speisekleie (Weizenkleie)
- 50 g Eiweißpulver (neutral)
- 50 g Leinsamen, geschrotet
- 50 g gehackte Walnüsse
- 2 Eier
- 1 TL Backpulver

Zubereitung:
Heizen Sie den Backofen auf 180 Grad (Ober- und Unterhitze) vor. Vermengen Sie alle Zutaten miteinander und lassen Sie den Teig für 10 Minuten ruhen. Nun geben Sie den Teig in die zuvor mit etwas Butter gefettete Backform. Backen Sie das Brot für 25 Minuten. Tipp: Genießen sie ihr frisch gebackenes Brot lauwarm, so schmeckt es am besten.

6. Getränke & Smoothies

Tipp: Alle Getränke können mit einem herkömmlichen Mixer oder einem Stabmixer zubereitet werden.

6.1 Frischer Apfel-Mango-Shake

55,1 Kcal | 244,2 kJ | 0,8 Eiweiß (g) | 0 Fett (g) | 13,4 KH (g) pro Glas

Zutaten (für ca. 2 Gläser):
- ½ Apfel
- ½ Mango
- Salatgurkenstück, ca. 3 cm
- Grün von 2 Möhren
- frische Minzblätter
- 350 ml Wasser, ohne Kohlensäure

Zubereitung:
Schälen Sie das Obst und schneiden Sie es in kleine Stücke. Waschen Sie das Möhrengrün und die Gurke und geben Sie alle Zutaten zusammen mit dem Wasser in einen Mixer. Mixen sie so lange, bis alles schön cremig ist. Einfach erfrischend, perfekt für den Sommer.

6.2 Sommerlicher Melonen-Smoothie

92,5 Kcal | 360 kJ | 1,5 Eiweiß (g) | 0,5 Fett (g) | 19,5 KH (g) pro Glas

Zutaten (für ca. 2 Gläser):
- 1 mittelgroße Wassermelone
- einige frische Blätter Minze
- 1 halbe Flasche Sprudel
- Eis, kleingehackt

Zubereitung:
Höhlen Sie die Melone aus und geben Sie das Fruchtfleisch zusammen mit etwas frischer Minze in einen Mixer. Je nach Geschmack können Sie das Fruchtfleisch komplett flüssig mixen oder aber auch ein paar Stückchen drinnen lassen. Geben Sie etwas kleingehacktes Eis und Sprudel hinzu und lassen Sie den Mixer nur kurz pulsieren. Tipp: Da die Melone vor allem nur im Sommer erhältlich ist, sollten sie nicht auf Tiefkühlprodukte zurückgreifen, da sonst der intensive Geschmack verloren geht.

6.3 Ananas-Fitness-Shake

144,3 Kcal | 601,2 kJ | 6,6 Eiweiß (g) | 5,6 Fett (g) | 14,8 KH (g) pro Glas

Zutaten (für ca. 3 Gläser):
- ¼ frische Ananas oder 1 Dose(ungesüßt)
- 1 Esslöffel Zitronensaft
- 1 Becher Kefir - 500 ml
- etwas Süßstoff
- 1 EL Agavensirup

Zubereitung:
Würfeln Sie die Ananas in kleine Stückchen und pürieren Sie diese in einem Mixer. Fügen Sie den Zitronensaft und den Agavensirup (alternativ auch Honig oder Süßstoff) hinzu und mixen Sie erneut. Anschließend geben Sie den Kefir dazu und mixen das Ganze ein weiteres Mal. Für einen frischen und fitten Start in den Tag.

6.4 Apfel-Erdbeer-Smoothie

101,5 Kcal | 425,3 kJ | 1,6 Eiweiß (g) | 2,1 Fett (g) | 17,8 KH (g) pro Glas

Zutaten (für ca. 2 Gläser):

- 80 g Erdbeeren - 80g (4-5 Stück)
- 2 Äpfel
- 3 EL Joghurt, fettarm
- 1 TL Leinsamen
- Agavendicksaft (oder Stevia)
- Eiswürfel, kleingehackt

Zubereitung:

Waschen Sie die Früchte und schneiden Sie diese zunächst in kleine Stückchen. Geben Sie die Früchte zusammen mit dem Joghurt, den Leinsamen und den Eiswürfeln in den Mixer und schütteln es kräftig durch. Genießen Sie das Getränk am besten sofort, wenn es durch das Eis noch schön kalt ist. Schmecken Sie das Getränk mit Agavendicksaft (oder Stevia) ab.

6.5 Soja-Smoothie

185,5 Kcal | 777 kJ | 8,4 Eiweiß (g) | 8 Fett (g) | 19,2 KH (g) pro Glas

Zutaten (für ca. 2 Gläser):

- 250 g Himbeeren
- 1 ½ EL flüssiger Honig
- 2 EL Haferflocken
- 100 g griechischer Sahnejoghurt, 10 % Fett
- 300 ml Soja-Drink (oder fettarme Milch)
- Zimt

<u>Zubereitung:</u>
Waschen Sie zunächst die Beeren und geben Sie diese zusammen mit den anderen Zutaten in den Mixer (bzw. in eine Schüssel, falls Sie einen Stabmixer benutzen). Pürieren Sie die Zutaten und füllen Sie das fertige Getränk in ein Glas. Bestreuen Sie das Getränk mit Zimt.

6.6 Trinkmüsli mit Erdbeeren

68 Kcal | 284,2 kJ | 3,8 Eiweiß (g) | 1,2 Fett (g) | 10,1 KH (g) pro Glas

<u>Zutaten (für ca. 2 Gläser):</u>
- 10 reife Erdbeeren
- 2 EL Joghurt, 1,5 % Fett
- 150 ml Milch, 1,5 % Fett
- ½ TL Vanillezucker
- 2 EL Haferflocken

<u>Zubereitung:</u>
Waschen Sie die Erdbeeren und Schneiden Sie diese in kleine Stückchen. Geben Sie die Erdbeer-Stückchen zusammen mit den anderen Zutaten in einen Mixer und pürieren Sie alles. Servieren Sie das Getränk sofort. Bei diesem Rezept kann man im Winter durchaus auf Tiefkühlerdbeeren zurückgreifen.

6.7 Weißer Tee-Smothie

16,1 Kcal | 68,2 kJ | 1 Eiweiß (g) | 0,4 Fett (g) | 1,9 KH (g) pro Glas

Zutaten (für ca. 2 Gläser):

- 1 Beutel weißer Tee
- 1 kleine Cherimoya
- 50 g Joghurt, 0,3 % Fett
- ggf. flüssiger Süßstoff
- ½ kleine Karambole (Sternfrucht)
- Eiswürfel

Zubereitung:

Bereiten Sie mit einem Beutel weißen Tee und 150 ml Wasser den Tee zu und lassen Sie ihn für 30 Minuten abkühlen. Währenddessen, schälen, halbieren und entkernen Sie die Cherimoya und schneiden Sie diese anschließend klein. Geben Sie die kleingehackte Cherimoya zusammen mit dem Joghurt in ein hohes Gefäß. Schmecken Sie es mit Süßstoff ab. Anschließend waschen Sie die Karambole und schneiden sie in kleine Scheiben. Geben Sie den Tee und die Eiswürfel zum Joghurt mit der Cherimoya und mixen Sie die Zutaten schaumig auf. Füllen Sie das Getränk in ein Glas und garnieren Sie dieses mit den Karambolescheiben. Es schmeckt genauso gut, wie es aussieht.

6.8 Himbeer-Smoothie

113,1 Kcal | 263,5 kJ | 2,8 Eiweiß (g) | 1,8 Fett (g) | 6,45 KH (g) pro Glas

Zutaten (für ca. 2 Gläser):

- 100 g TK-Himbeeren
- 100 ml Kefir, fettarm
- 100 ml Wasser
- 3 ml Süßstoff
- 2 EL Zitronensaft

Zubereitung:

Die Himbeeren kurz unter kaltem Wasser waschen (falls gefroren vorher auftauen lassen) Geben Sie alle Zutaten in einen Mixer und mixen Sie diese zu einem leckeren Getränk. Schmecken Sie den Himbeer-Smoothie ab und verfeinern Sie ihn ggf. mit etwas mehr Süßstoff. Eine Alternative zu diesem leckeren Smoothie wären auch Blaubeeren.

6.9 Vitaler Spinat-Smoothie

66,9 Kcal | 225,2 kJ | 0,85 Eiweiß (g) | 0 Fett (g) | 15,2 KH (g) pro Glas

Zutaten (für ca. 2 Gläser):

- 2 Handvoll Babyspinat
- 1/2 Schlangengurke
- 1 Banane
- 1 reifer Pfirsich
- 150 ml Kokoswasser

Zubereitung:

Waschen und entkernen Sie den Pfirsich und schneiden Sie ihn in kleine Stückchen. Nun waschen Sie die Gurke, putzen den Spinat und geben alle Zutaten in den Mixer. Pürieren Sie alle Zutaten für ca. 20 Sekunden und genießen Sie diesen ungewöhnlich leckeren Smoothie.

6.10 Birnen-Avocado-Smoothie

98,9 Kcal | 413,2 kJ | 1,6 Eiweiß (g) | 3,7 Fett (g) | 12,4 KH (g) pro Glas

Zutaten (für ca. 2 Gläser):

- 2 Birnen
- 2 Apfelsinen, ausgepresst
- ½ Avocado
- 1 EL Zitronensaft

Zubereitung:

Geben Sie alle Zutaten in einen Mixer und mixen Sie diese für 10-20 Sekunden kräftig durch. Zusätzlicher Süßstoff ist bei diesem Smoothie nicht nötig, da die Birnen einen hohen Eigenzuckeranteil haben. Das perfekte Herbst-Getränk.

1. Das perfekte Low Carb-Mittagessen

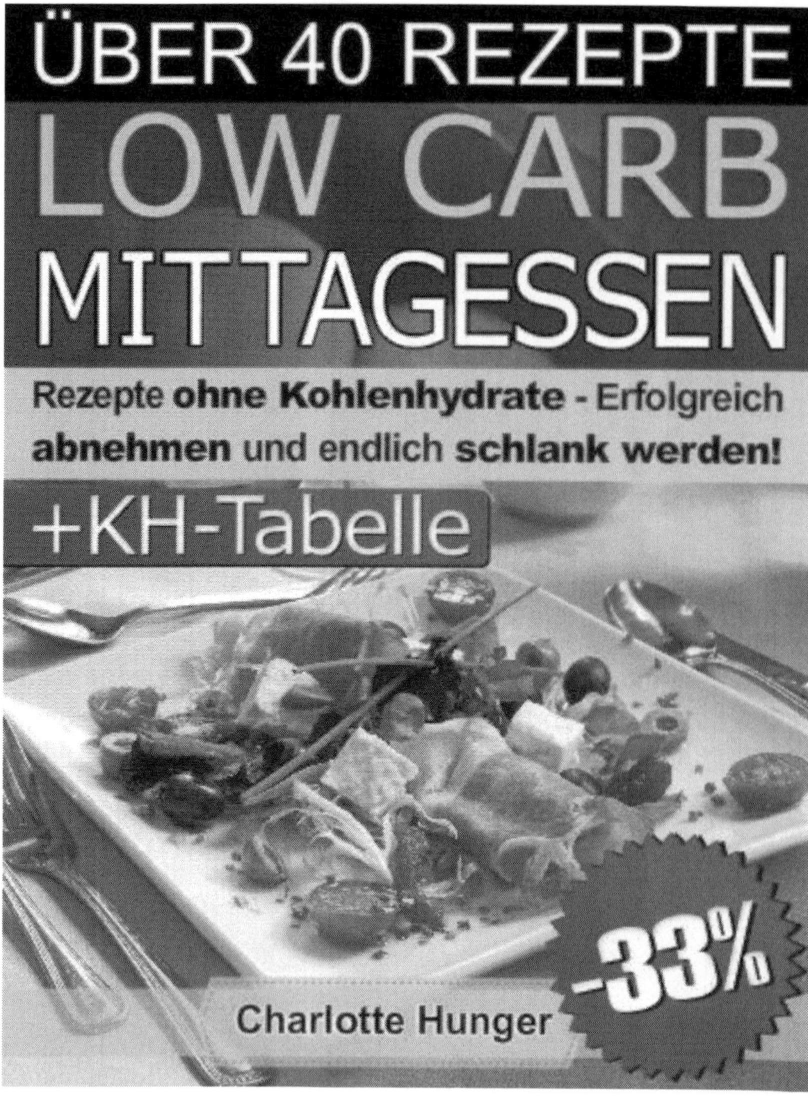

Wenn Sie bereits mein erstes Buch der Reihe *Rezepte Ohne Kohlenhydrate: Low Carb Frühstück* gelesen haben, dann wissen Sie wie kompliziert sich das Frühstück gestaltet. Umso erfreulicher ist es, dass Sie beim Low Carb-Mittagessen eine viel größere Auswahl haben. Zwar müssen Sie auf die gängigen Beilagen wie Kartoffeln, Nudeln und Reis verzichten, dennoch gibt es viele wunderbare Alternativen, die Ihnen garantiert auch schmecken werden. Ein Low Carb-Mittagessen besteht klassischerweise aus Fisch oder Fleisch in Kombination mit Gemüse bzw. Salat. Oft verfeinere ich meine Gerichte mit Nüssen und Käse, wie sie bei meinen kommenden Rezepten feststellen werden. Das gibt dem Mittagessen den gewissen Pfiff, den Sie so wahrscheinlich noch nicht kannten. Ich hoffe ich kann auch Sie mit meinen Low Carb-Rezepten verzaubern. Schreiben Sie mir einfach ihre Meinung als Amazon-Rezension – Ich würde mich riesig darüber freuen. Aber jetzt viel Spaß mit meinen Lieblingsrezepten. Guten Appetit!

Die Nährwerte aller Rezepte wurden sorgfältig von der Autorin selbst berechnet.

2. Suppen

2.1 Zitronengrassuppe mit Champignons

157,5 Kcal | 685,4 kJ | 26,2 Eiweiß (g) | 3,6 Fett (g) | 5,1 KH (g) pro Portion

Zutaten: (für 2 Portionen):

- 600 ml klassische Gemüsebrühe
- 1 Knoblauchzehe
- 1 Stück Ingwer, ca. 40 g
- 1 rote Chilischote
- 1 Limette
- 2 EL Thai-Fischsauce
- 3 Stangen Zitronengras
- 1 EL Rapsöl
- 5 Champignons
- 4 Stiele Koriander
- 200 g Steinbeißerfilet

Zubereitung:

Schneiden Sie zunächst 30g Ingwer (ungeschält) und das Zitronengras (gründlich waschen) in grobe Stücke. Nun halbieren Sie die Chilischote längs, entkernen und waschen diese. Geben Sie etwas Öl in einen Topf und erhitzen Sie es. Dünsten Sie anschließend das Zitronengras bei mittlerer Hitze 1 Minute und geben Sie die Ingwerstücke und eine Hälfte der Chilischote dazu. Füllen Sie den Topf mit der Brühe auf und lassen Sie das Ganze bei mittlerer Hitze für 20 Minuten kochen. Währenddessen schälen Sie die restlichen 10g Ingwer und den Knoblauch und schneiden beides in sehr feine Streifen. Die 2. Hälfte der Chilischote schneiden Sie ebenfalls in feine Längsstreifen. Putzen Sie jetzt die Champignons, schneiden Sie sie in feine Scheibchen, waschen und schütteln Sie den Koriander trocken und zupfen Sie die Blättchen des Koriander ab. Gießen Sie die Suppe durch ein feines Sieb in einen

Topf und pressen Sie danach ca. 2 EL Saft aus der Limette. Geben Sie die Fischsauce und den Limettensaft in die Suppe und lassen Sie das Ganze einmal richtig aufkochen. Eine leckere Mahlzeit mit einem Hauch von Asien.

2.2 Joghurt-Gemüse-Suppe

160,2 Kcal | 670 kJ | 10,7 Eiweiß (g) | 8,5 Fett (g) | 8,9 KH (g) pro Portion

Zutaten (für 4 Portionen):

- 500 g Joghurt, 3,5%Fett
- 400 ml Gemüsebrühe
- 2 Eier
- 2 kleine Paprika, rot und gelb
- 1 Zucchini
- 2 Knoblauchzehen
- 2 EL Olivenöl
- Pfeffer
- Salz

Zubereitung:

Waschen Sie die Paprika und schneiden Sie sie in dünne Streifen. Hacken Sie die Knoblauchzehen klein, putzen und würfeln Sie anschließend die Zucchini. Nun dünsten Sie die Paprika, die Zucchini und den Knoblauch in Olivenöl an. Geben Sie jetzt den Joghurt, die Brühe und die Eier in einen Topf und bringen Sie die Suppe unter ständigem Rühren fast zum Kochen. Jetzt nehmen Sie den Topf vom Herd, schmecken die Suppe mit Salz und Pfeffer ab und schäumen sie mit einem Stabmixer kräftig auf. Zum Schluss geben Sie das angedünstete Gemüse in die Suppe.

2.3 Brokkoli-Curry-Suppe

241 Kcal | 1007,5 kJ | 1,9 Eiweiß (g) | 14,2 Fett (g) | 7,7 KH (g) pro Portion

Zutaten (für 4 Portionen):

- 600 ml Gemüsebrühe
- 400 ml Kokosmilch
- 3 Kardamomkapseln
- 1 Knoblauchzehe
- 500 g Brokkoli
- 150 g Möhren
- 1 EL Rapsöl
- 3 TL scharfes Currypulver
- Salz
- Pfeffer
- 2 EL Xucker (oder Sukrin)

Zubereitung:

Öffnen Sie die Kardamomkapseln, nehmen Sie die Samen heraus und vermahlen Sie diese fein mit einem Mörser. Nun putzen Sie den Brokkoli, schneiden die Röschen ab und halbieren Sie diese, falls sie zu groß sind. Schälen und stückeln Sie anschließend die Stiele. Danach zerkleinern und würfeln Sie die Knoblauchzehe, schälen die Möhren und hobeln diese in schmale Streifen. Erhitzen Sie jetzt etwas Öl, dünsten Sie den Knoblauch an und fügen Sie schließlich Curry, Kardamom und den Brokkoli hinzu. Löschen Sie das Ganze mit Gemüsebrühe und Kokosmilch ab und verfeinern Sie die Suppe mit Salz und Pfeffer. Nun lassen Sie die Suppe für 8 Minuten köcheln (zugedeckt), geben anschließend die Möhren dazu und lassen das Ganze weitere 3 Minuten garen. Nehmen Sie nun ein Gefäß bzw. 6 Schälchen, decken Sie diese mit Folie ab und lassen Sie das Gefäß bzw. die Schälchen in einem Wasserbad für ca. 3 Minuten stocken. Nehmen die Gefäße nun aus dem Wasserbad und stellen Sie diese für 30 Minuten in den vorgeheizten Backofen bei 160 Grad. Anschließend nehmen Sie die Gefäße aus dem

Ofen, lassen Sie sie abkühlen und mindestens 1 Stunde im Kühlschrank ruhen. Vor dem Servieren heizen Sie den Backofen auf 220 Grad vor (Grillfunktion bzw. Oberhitze), streichen 2 EL Xucker (oder Sukrin) auf die Oberfläche der Creme-Portionen und stellen die Gefäße so lange in den Ofen, bis der Zucker goldbraun karamellisiert ist. Eine feine Kombination zwischen Brokkoli und Curry.

2.4 Rote Linsensuppe mit Tomaten

166,2 Kcal | 695 kJ | 9,7 Eiweiß (g) | 2,2 Fett (g) | 16,9 KH (g) pro Portion

Zutaten (für 4 Portionen):
- 150 g getrocknete Tomaten
- 2 Zwiebeln, gewürfelt
- 1 Knoblauchzehe, zu Knoblauchpaste zerdrückt
- 240 g rote Linsen
- 1 Limette, Abrieb und Saft ausgepresst
- 2 EL Olivenöl
- 1 ½ TL Kreuzkümmel, gemahlen
- 1 TL Zimt
- 1 ½ TL Cayenne Pfeffer
- Brühpulver
- 2 Lorbeerblätter
- Salz
- Pfeffer
- Basilikum, in Streifen geschnitten
- nach Belieben Naturjoghurt (3,5 % Fett)

Zubereitung:

Geben Sie die Tomaten in eine Schüssel. Kochen Sie in einer weiteren Schüssel 1 Liter Wasser auf, gießen Sie das Wasser über die Tomaten und lassen Sie sie für 30 Minuten ziehen. Nehmen Sie die Tomaten aus dem Wasser heraus und schneiden Sie diese klein (Wichtig: Behalten Sie das Wasser im Topf). Geben Sie zum Wasser zusätzlich 800 ml frisches

Wasser und etwas Brühpulver dazu. Dünsten Sie nun die klein gewürfelten Zwiebeln in etwas Öl an bis sie glasig sind, geben Sie die Tomatenstücke und Linsen dazu und lassen Sie das Ganze ein paar Minuten anbraten. Löschen Sie die Zwiebeln, Tomatenstücke und Linsen mit der Brühe ab und rühren sie den Knoblauch und die Gewürze unter. Bei niedriger Flamme und geschlossenem Deckel, lassen Sie das Ganze etwa 20 Minuten köcheln. Als Nächstes pürieren Sie die Suppe mit einem Stabmixer und schmecken diese mit Salz, Pfeffer und Limettensaft ab. Nach dem Anrichten geben Sie etwas Joghurt, Limettenabrieb und Basilikum darauf. Wer es gerne etwas deftiger mag, wird von dieser Suppe begeistert sein.

2.5 Asiatische Hühnersuppe

371,5 Kcal | 1549,2 kJ | 32 Eiweiß (g) | 21,7 Fett (g) | 11,1 KH (g) pro Portion

Zutaten (für 4 Portionen):
- 1 Liter Hühnerbrühe
- 8 EL Soja-Sauce
- 2 Stück Zitronengras
- 1 Stück Ingwer
- 520 g Hähnchenbrustfilet
- 400 g Champignons
- 4 Tomaten
- 400 ml Kokosmilch
- Salz
- Pfeffer

Zubereitung:
Legen Sie die Tomaten für 30 Sekunden bis 1 Minute in einen Topf mit kochendem Wasser. Anschließend ziehen Sie die Haut der Tomaten ab und vierteln diese. Nun waschen Sie die Champignons, entfernen die Stiele und schneiden die Kappen in feine Scheiben. Nachdem Sie das Hühnerfleisch gewaschen haben, schneiden Sie es jetzt in etwa 1 cm

dünne Streifen. Anschließend schälen Sie den Ingwer und schneiden ihn in dünne Scheibchen. Waschen Sie das Zitronengras ab, zerkleinern Sie es grob und geben es zusammen mit der Kokosmilch und dem Ingwer in einen Topf, den Sie etwa 5 Minuten auf dem Herd köcheln lassen. Setzen Sie 1 Liter Hühnerbrühe mit Brühpulver an. Jetzt fischen Sie den Ingwer und das Zitronengras aus der Kokosmilch heraus und geben beides zur Hühnerbrühe hinzu. Geben Sie das Hühnerfleisch, die Tomaten und die Champignons dazu und lassen Sie alles bei leichter Hitze für 5 Minuten kochen. Portionieren Sie die Suppe auf Tellern und garnieren Sie diese mit etwas Minze. Für jeden Asia-Fan ein Genuss.

2.6 Paprika-Tomatencremesuppe

75,5 Kcal | 316,2 kJ | 2,4 Eiweiß (g) | 2,8 Fett (g) | 8,4 KH (g) pro Portion

Zutaten (für 2 Portionen):

- 2 Schalotten
- 1 EL Olivenöl
- 400 ml Gemüsebrühe
- 1 rote Paprika
- 1 gelbe Paprika
- 4 Tomaten
- 1 EL Tomatenmark
- 1 EL Créme Fraiche
- Gewürze (Thymian, Koriander, Cayennepfeffer, Chilipulver
- Salz
- Pfeffer

Zubereitung:

Heizen Sie Ihren Backofen 200 Grad vor (Umluft). Waschen Sie jetzt die rote Paprika und die Tomaten. Die Paprika vierteln Sie grob und die Tomaten ritzen Sie auf der Unterseite kreuzweise ein. Anschließend legen Sie die Paprikawürfel und die Tomaten auf ein mit Backpapier ausgelegtes Backblech und lassen das Ganze für 10 Minuten backen. Nun setzen Sie eine klassische Gemüsebrühe auf. Als Nächstes ziehen sie die Schalotten ab und schneiden Sie sie in Ringe. Nun ziehen Sie die Haut der gebackenen Tomaten und Paprika ab und schneiden das Fruchtfleisch in Stücke. Erhitzen sie nun das Öl in einem Topf und schwitzen Sie die Schalotten an. Anschließend geben Sie die Paprika- und Tomatenstücke hinzu uns lassen es für ca. 3 Minuten köcheln. Geben Sie jetzt die Gemüsebrühe und das Tomatenmark hinzu und pürieren Sie das Ganze mit einem Pürierstab. Würzen Sie die Suppe nun mit Chili, Paprika, Cayennepfeffer, Koriander und etwas Salz, während die Suppe bei niedriger Hitze etwa 5 Minuten köchelt. Jetzt waschen und schneiden Sie die Paprika in sehr kleine Würfel und geben die Würfel zusammen mit der Créme Fraiche zur Suppe. Lassen Sie das Ganze für 10 weitere Minuten köcheln. Streuen Sie ein paar Thymianblätter auf die Suppe, bevor Sie diese servieren. Eine sehr leckere Suppe für alle, die Paprika lieben.

2.7 Frischer Gemüseeintopf

133,4 Kcal | 556,8 kJ | 8,2 Eiweiß (g) | 5,4 Fett (g) | 12,2 KH (g) pro Portion

Zutaten (für 5 Portionen):

- 1 Zwiebel
- 1 Glas Möhren, ca. 220 g
- ½ Glas Rosenkohl, ca. 200 g
- 5 Würstchen (Wiener)
- 2 TL Öl
- etwas Salz
- Kräuter, italienisch
- 400 g Tomaten
- 1 Stange Lauch
- 325 g Suppengemüse (TK)
- 1 Liter Gemüsebrühe
- 50 g Chilipaste

Zubereitung:
Schneiden Sie eine Zwiebel in kleine Stücke und braten Sie diese in einer Pfanne mit Öl an. Geben Sie nun die Möhren und den Rosenkohl hinzu und braten Sie beides ebenfalls an. Anschließend geben Sie das Suppengemüse in die Pfanne und lassen es bei mittlerer Hitze auftauen. Sobald das Wasser verdampft ist, schneiden Sie den Lauch in kleine Stücke bzw. Ringe, geben diesen ebenfalls in die Pfanne und lassen ihn kurz anbraten. Nun schneiden Sie die Wiener in kleine Würfel und geben sie dazu. Schneiden Sie die Tomaten in kleine Stücke und löschen Sie die Suppe damit ab. Lassen Sie die Tomaten etwas einkochen und schmecken Sie die Suppe mit etwas Chilipaste und Kräutern ab. Man kann dieses Gericht nun als Gemüsepfanne genießen oder 1 Liter Gemüse- oder Fleischbrühe hinzu geben, um das Ganze als Eintopf zu servieren. Der Klassiker des Gemüseeintopfs, auch mal in der Pfanne serviert.

2.8 Kürbis-Kokos-Suppe

71,5 Kcal | 298,7 kJ | 1,3 Eiweiß (g) | 4,75 Fett (g) | 5,25 KH (g) pro Portion

Zutaten (für 4 Portionen):
- 1 Stange Zitronengras
- 2 Chilis
- 1 Dose Kokosmilch
- 1 Hokkaido-Kürbis
- 1 Zwiebel
- 200 ml Brühe
- 60 g frischer Ingwer
- 1 TL Currypulver
- ½ TL Salz
- 1 EL Zucker
- Pfeffer

Zubereitung

Waschen und halbieren Sie den den Hokkaido-Kürbis und entfernen Sie das weiche Innenleben und die Kerne. Schneiden Sie den Kürbis in ca. 2 cm große Würfel. Jetzt dünsten Sie den fein geriebenen Ingwer, das klein geschnittene Zitronengras und die Zwiebeln in einem Topf an und geben anschließend die Kürbiswürfel hinzu. Nun geben Sie 200 ml Brühe hinzu und würzen mit Curry, Salz, Chili, Pfeffer und Zucker nach. Lassen Sie alles einkochen bis die Konsistenz cremig ist und pürieren Sie das Ganze. Geben sie jetzt noch die Kokosmilch hinzu und lassen die Suppe weiter einkochen. Eine sehr leckere Herbstidee mit einem Hauch von Kokos.

2.9 Blumenkohl-Gorgonzola-Suppe

269,6 Kcal | 1127,6 kJ | 9,9 Eiweiß (g) | 22,3 Fett (g) | 5,3 KH (g) pro Portion

Zutaten (für 3 Portionen):

- 150 ml Sahne
- 75 g Gorgonzola
- 1 Blumenkohl, ca. 600 g
- 700 ml Brühe
- Salz
- Pfeffer
- 1 TL Muskat
- Petersilie

Zubereitung:

Waschen und zerkleinern Sie den Blumenkohl in kleine Röschen und lassen Sie diesen in 700 ml Gemüsebrühe weich kochen. Anschließend nehmen Sie den Topf vom Herd und pürieren die Suppe mit einem Stabmixer. Jetzt fügen Sie Gorgonzola und Sahne hinzu und lassen die Suppe aufkochen bis sie cremig ist. Mit einem Teelöffel Muskat, Salz und Pfeffer schmecken Sie die Suppe ab und garnieren Sie sie im Anschluss mit etwas Petersilie. Guten Appetit.

2.10 Cremige Spargelsuppe

313,5 Kcal | 1312,7 kJ | 3,5 Eiweiß (g) | 30,5Fett (g) | 4,8 (g) pro Portion

Zutaten (für 4 Portionen):

- 1 Eigelb
- 2 EL Kichererbsenmehl
- 1 EL Hühnerbrühe
- 500 g frischer Spargel
- 700 ml Wasser
- 80 g Butter
- 125 ml Sahne
- frische Petersilie
- etwas Zucker
- Salz & Pfeffer

Zubereitung:

Schälen und stückeln Sie die Spargelstangen und kochen Sie diese in einem Topf mit Wasser, Salz und Zucker für ca. 15 Minuten. Testen Sie ob der Spargel gar ist, indem Sie ihn mit einem Messer oder einer Gabel anstechen. Der Spargel sollte weich sein, aber noch etwas Widerstand bieten. Gießen Sie das Spargelwasser nun in einen weiteren Topf. Nehmen Sie den Spargel aus dem Topf heraus und geben Sie 40 g Butter in diesen. Nun lassen Sie die Butter schmelzen und geben das Kichererbsenmehl hinzu. Lassen Sie dieses anschwitzen und geben Sie unter ständigem Rühren das Spagelwasser und anschließend die Hühnerbrühe dazu. Lassen Sie das Ganze aufkochen und schalten Sie die Herdplatte dann auf geringe Hitze. Verquirlen Sie in einer Schüssel das Eigelb mit der Sahne und geben Sie die Masse zur Suppe. Fügen Sie die restlichen 40 g Butter der Suppe hinzu, schmecken Sie sie mit Salz und Pfeffer ab und geben Sie anschließend die Spargelstücke in die Suppe. Dekorieren Sie die Spargelcremesuppe mit etwas fein gehackter Petersilie. Die perfekte Suppe zur Spargelzeit.

2.11 Möhren-Ingwer-Suppe

91 Kcal | 380 kJ | 2,4 Eiweiß (g) | 1,8 Fett (g) | 12,2 KH (g) pro Portion

Zutaten (für 4 Portionen):

- 600 ml Gemüsebrühe
- 1 EL Honig
- 500 g Möhren
- 1 Zwiebel
- 2 walnussgroße Stücke Ingwer
- 1 Stange Staudensellerie
- 1 geriebene Zitrone, nur die Schale
- 1 EL Öl
- 2 EL Creme Fraiche

Zubereitung:

Schneiden Sie die Zwiebeln klein und dünsten Sie diese in einem Topf mit etwas Öl an. Nun schneiden Sie den Ingwer, die Möhren und den Sellerie in kleine Stücke, geben diese in den Topf, verrühren alles miteinander und löschen dann das Ganze mit Brühe ab. Ist das Gemüse weich gekocht, pürieren Sie das Ganze mit einem Stabmixer zu einer cremigen Masse. Schmecken Sie die Suppe mit der geriebenen Zitronenschale und dem Honig ab und geben Sie etwas Creme Fraiche hinzu. Bei der Dosierung des Honigs und des Ingwers sollte man vorsichtig sein. Besonders gut schmeckt mir diese Suppe zu kalten Jahreszeiten.

2.12 Porree-Hackfleisch-Suppe

472,2 Kcal | 1976 kJ | 38,2 Eiweiß (g) | 26,8 Fett (g) | 14,2 KH (g) pro Portion

Zutaten (für 2 Portionen):

- 300 g Hackfleisch
- 400 g Porree
- 600 ml Rinderbrühe

- 50g Schmelzkäse
- 1 Schuss Sahne
- 2 TL Saure Sahne
- Pfeffer
- Salz
- Muskatnuss

Zubereitung:
Braten Sie das Hackfleisch an und stellen Sie es zunächst beiseite. Nun setzen Sie die Rinderbrühe auf, waschen und schneiden den Porree in Scheibchen und geben diesen zur Rinderbrühe hinzu. Lassen Sie die Porree-Suppe für 15 Minuten kochen, pürieren Sie sie und rühren Sie anschließend den Schmelzkäse, die Sahne und die Saure Sahne unter. Zum Schluss geben Sie das Hackfleisch hinzu, verrühren alles und schmecken das Ganze mit Salz, Pfeffer und Muskatnuss ab. Die Low Carb Variante zur sonst so kalorienhaltigen Käsesuppe.

3. Salate

3.1 Frischer Wildkräutersalat

347,5 Kcal | 1456,7 kJ | 20,2 Eiweiß (g) | 26,3 Fett (g) | 4,2 KH (g) pro Portion

Zutaten (2 Portionen):

- 4 EL Olivenöl
- 1 Bund Kräuter der Provence
- 75 g Parmesan
- 3 EL Apfelessig
- 150 g Löwenzahn
- 50 g Brunnenkresse
- 50 g Sauerampfer
- 1 EL Olivenöl
- 1 Knoblauchzehe
- Salz
- Pfeffer

Zubereitung:

Entfernen Sie die Stiele der Brunnenkresse. Waschen und zupfen Sie die Wildkräuter in kleine Stücke. Braten Sie den Knoblauch in einer Pfanne mit Öl an. Geben Sie in eine Schüssel den Essig und würzen Sie diesen mit Pfeffer und Salz. Anschließend geben Sie das Öl dazu und verrühren alles gut. Nun mischen Sie die Kräuter der Provence unter. Mischen Sie jetzt alle Wildkräuter miteinander, geben Sie die Salatsauce bestehend aus Essig, Salz, Pfeffer und Öl darüber und garnieren Sie das Ganze mit frisch gehobeltem Parmesan. Ein Salat den man perfekt zu gebratenem Fisch genießen kann.

3.2 Pikanter Käse-Tomaten-Salat

504 Kcal | 2108 kJ | 37,3 Eiweiß (g) | 26,2 Fett (g) | 7,25 KH (g) pro Portion

Zutaten (4 Portionen):

- 500 g Cocktailtomaten
- 1 Becher Natur-Joghurt
- ½ Becher Schmand
- 400 g Käse (dänischer Hartkäse)
- etwas Senf
- Salz
- Pfeffer
- Paprikapulver

Zubereitung:

Würfeln Sie zunächst den Käse und die Tomaten. Nun verrühren Sie den Schmand und den Joghurt in einer extra Schüssel miteinander und schmecken das Ganze mit Salz, Pfeffer, Paprikapulver und etwas Senf ab. Geben Sie nun den Käse und die Tomaten in die Schüssel und lassen Sie den Salat für etwa 30 Minuten im Kühlschrank ziehen. Ein leckerer Salat, der Ihnen garantiert schmecken wird.

3.3 Leichter Sprossensalat

200,8 Kcal | 834,4 kJ | 10,6 Eiweiß (g) | 11 Fett (g) | 13,5 KH (g) pro Portion

Zutaten (2 Portionen):

- 1 Möhre
- 1 Ei
- 150 g Sprossen frisch
- 300 g Feldsalat oder Blattsalat
- ¼ Gurke
- ½ Tomate
- ½ Zitrone
- 3 EL Olivenöl
- Petersilie

- frischer Schnittlauch
- Pfeffer
- Salz

Zubereitung:
Lassen Sie das Ei für etwa 10 Minuten hart kochen. Währenddessen waschen Sie die Salatblätter, schütteln sie trocken und zupfen sie in kleine Stücke. Geben Sie diese nun in eine Salatschüssel. Schälen Sie jetzt die Gurke und Möhre und schneiden Sie diese in kleine Stücke. Anschließend waschen Sie die Tomate und Sprossen und stückeln diese ebenfalls. Mischen Sie alles unter den Salat. Richten Sie den Salat auf einem Teller an. Nun sollte auch das Ei fertig sein. Pellen und vierteln Sie das Ei und garnieren Sie damit den Salat. Das Dressing: Waschen Sie die Kräuter und hacken Sie diese klein. Anschließend pressen Sie die Zitrone aus und geben den Saft in eine Schüssel. Geben Sie nun das Olivenöl und die gehackten Kräuter dazu und würzen das Ganze mit Salz und Pfeffer nach. Zum Schluss verteilen Sie das Dressing über dem Salat. Dieser Salat eignet sich als perfekte Beilage zu gegrilltem Fisch oder Hühnchen.

3.4 Sommerlicher Melonen-Feta-Salat

225,2 Kcal | 942 kJ | 17 Eiweiß (g) | 13,7 Fett (g) | 8,1 KH (g) pro Portion

Zutaten (4 Portionen):
- 200 g dunkle Oliven, ohne Stein
- 2-3 frische Minzzweige
- 600 g Honigmeelone
- 300 g Fetakäse

Zubereitung:
Würfeln Sie die Melone und teilen Sie diese auf 4 kleinen Schalen auf. Anschließend würfeln Sie den Fetakäse und verteilen ihn auf die Schalen. Jetzt teilen Sie die Oliven auf die Schalen auf und verfeinern das Ganze mit Minze. Ein herzhaft-leichter Melonensalat, der im ersten

Moment recht einfach erscheint, aber der wahnsinnig lecker und erfrischend ist.

3.5 Salat mit Putenstreifen

194 Kcal | 811,5 kJ | 17,2 Eiweiß (g) | 10,8 Fett (g) | 3,5 KH (g) pro Portion

Zutaten (2 Portionen):

- 4 Radieschen
- 1 Frühlingszwiebel
- 1 Putenfilet
- ½ Kopf Blattsalat
- 3 Tomaten
- 3 EL Olivenöl
- 1 TL Balsamico Bianco
- 1 TL Honig-Dijonsenf (oder 1 TL milden Senf + 1 TL Honig)
- Pfeffer
- Salz

Zubereitung:

Waschen Sie das Putenfilet und trocknen Sie es mit einem Küchentuch ab. Anschließend würzen Sie das Fleisch mit Salz und Pfeffer und lassen beide Seiten für ca. 3 Minuten in einer Pfanne mit etwas Öl anbraten. Stellen Sie das Putenfilet beiseite und lassen Sie es abkühlen. Jetzt zupfen Sie den halben Kopf Salat in mundgerechte Stücke und Waschen die Blätter. Anschließend waschen Sie die Tomaten, Radieschen und Frühlingszwiebeln. Die Tomaten vierteln Sie nun und die Radieschen und Frühlingszwiebeln schneiden Sie in kleine feine Streifen. Das Dressing: Das Olivenöl und den Balsamico geben Sie in eine Schüssel und schmecken es mit Pfeffer und Salz ab. Nun rühren Sie den Honig unter das Dressing und verrühren das Ganze miteinander (sie können auch einen Shaker nutzen). Schneiden Sie nun das Putenfilet in mundgerechte Scheiben. Portionieren Sie den Salat auf den Teller(n), gießen Sie das leckere Dressing darüber und verteilen Sie die Putenfiletstreifen über den Salat. Ein leichter Salat , perfekt für warme Sommertage.

3.6 Zucchini-Mango-Salat

77,5 Kcal | 323 kJ | 3,2 Eiweiß (g) | 0,8 Fett (g) | 11,5 KH (g) pro Portion

Zutaten (2 Portionen):

- 1 große Zucchini
- 1 Mango
- Salz
- Pfeffer
- Kreuzkümmel

Zubereitung:

Raspeln Sie die Zucchini und schneiden Sie die Mango in kleine Streifen. Vermischen Sie beides in einer Schüssel und lassen Sie das Ganze gut ziehen, damit die Mango Saft bildet und die Zucchini den Geschmack der Mango aufnehmen kann. Würzen Sie den Salat mit Salz, Pfeffer und Kreuzkümmel. Dieser Salat ist sehr einfach, aber unheimlich lecker und ist die perfekte Beilage für Fleisch und Fisch.

3.7 Süßer Walnuss-Bohnen-Salat

495 Kcal | 2070,5 kJ | 21,5 Eiweiß (g) | 36,5 Fett (g) | 16,9 KH (g) pro Portion

Zutaten (2 Portionen):

- 60 g Walnüsse
- 2 EL Olivenöl
- 1 Kopfsalat
- 1 Birne
- 2 EL Walnussöl
- 2 EL Essig
- etwas Birnensaft

- 100 g Käse am Stück

Zubereitung:
Waschen Sie den Kopfsalat, trocknen Sie ihn mit einem Küchentuch ab und zupfen Sie ihn in kleine Stücke. Waschen Sie nun die Birne, entkernen Sie sie und schneiden Sie die Birne in kleine Stücke. Vermischen Sie die Birne und den Kopfsalat in einer Schüssel. Anschließend rösten Sie die Walnüsse mit ca. 2 EL Birnensaft in einer Pfanne an und geben diese ebenfalls in die Salatschüssel. Nun schneiden Sie den Käse in kleine Würfel und rühren ihn unter den Salat. Zum Schluss vermischen Sie das Walnussöl, das Olivenöl und den Essig miteinander und würzen es mit Salz und Pfeffer. Rühren Sie alle Zutaten kräftig in der Salatschüssel um. Eine interessante Mischung zwischen Süß und Herb.

3.8 Avokado-Salat Deluxe

218 Kcal | 911,5 kJ | 3,3 Eiweiß (g) | 11,5 Fett (g) | 18 KH (g) pro Portion

Zutaten (2 Portionen):
- 75 g Eisbergsalat
- 1 kleine Dose Mais
- 4 EL Crème Fraîche
- 2 reife Avocados
- ½ Gurke
- 150 g Vollmilchjoghurt
- 1 EL Zitronensaft
- Salz
- 2 TL Kreuzkümmel
- ½ TL Chillipulver

Zubereitung:
Verrühren Sie den Joghurt, das Chilipulver, den Kreuzkümmel und das Crème Fraîche miteinander und schmecken Sie das Ganze mit Salz ab.

Waschen und trocknen Sie nun den Salat und schneiden Sie ihn in feine Streifen. Halbieren Sie jetzt die Avocados, entfernen Sie den Stein und das Fruchtfleisch mit einem Löffel und würfeln Sie das Fruchtfleisch. Anschließend beträufeln Sie das Fruchtfleisch mit etwas Zitronensaft. Halbieren sie nun die halbe Gurke längs und schneiden Sie diese in Würfel. Jetzt lassen Sie den Mais in einem Sieb gut abtropfen. Zum Schluss verrühren Sie alle Zutaten in der Salatschüssel miteinander und lassen den Salat für 15 Minuten ziehen. Ein Salat, der den Namen Deluxe auf jeden Fall verdient hat.

3.9 Rote-Beete-Salat

267,4 Kcal | 1117,5 kJ | 12,1 Eiweiß (g) | 17,9 Fett (g) | 13,3 KH (g) pro Portion

Zutaten (2 Portionen):

- 50 g Fetakäse
- 150 g Feldsalat
- 3 kleine Kugeln Rote Beete
- 4 Champignons frisch
- 1 Handvoll Walnüsse gehackt
- 1 Zwiebel, gehackt
- 4 EL Essig
- Salz
- Pfeffer
- Senf

Zubereitung:

Waschen Sie zunächst den Feldsalat gründlich und trocknen Sie ihn ab. Kochen Sie die drei kleinen Kugeln Rote Beete und würfeln Sie diese (man kann auch eingelegte Rote Beete verwenden, die man dann natürlich nicht kochen braucht). Nun vermengen Sie die gehackten Zwiebeln, Senf, Essig, Pfeffer und Salz in einer kleine Schale und rühren die Rote Beete unter. Lassen Sie die Mischung für mindestens 10

Minuten durchziehen. Schneiden Sie jetzt die Champignons in sehr feine Scheiben und würfeln Sie den Fetakäse. Die Champignons und den Fetakäse vermengen Sie nun mit dem Feldsalat. Portionieren Sie den Feldsalat mit den Champignons und dem Fetakäse auf tiefen Tellern und geben Sie die marinierte Rote Beete darüber. Anschließend garnieren Sie den Salat mit fein gehackten Walnüssen. Dieser Salat eignet sich besonders gut zu einem leckeren Steak.

3.10 Herzhafter Wurst-Eiersalat

242,2 Kcal | 958,5 kJ | 14,4 Eiweiß (g) | 16,2 Fett (g) | 5,6 KH (g) pro Portion

Zutaten (für 2 Portionen):

- 1 kleine Gewürzgurke
- 1 TL Kapern, gestrichen
- 200 g Salatgurke
- 2 Eier, hart gekocht
- 2 Würstchen
- 1 EL Apfelessig
- etwas heißes Wasser
- 1 EL Senf, scharf
- Salz
- Pfeffer
- 1 Tomate
- etwas Kräutersalz
- 1 EL Schnittlauch

Zubereitung:

Halbieren Sie zunächst die hart gekochten Eier, entfernen Sie das Eigelb und geben Sie dieses in eine Schüssel. Verquirlen Sie das Eigelb mit etwas Wasser, Senf, Essig, Salz und Pfeffer zu einem Dressing. Jetzt Schneiden Sie die Gewürzgurke und die Würstchen in feine Scheibchen und würfeln das Eiweiß. Geben Sie die Zutaten zusammen mit den Kapern zum Dressing und würzen sie gegebenenfalls nochmal nach.

Anschließend schneiden Sie die Salatgurke und die Tomaten in Scheiben und verteilen diese nebeneinander liegend am Rand des Tellers. Bestreuen Sie die Tomaten- und Gurkenscheiben mit etwas Schnittlauch und würzen Sie sie mit Kräutersalz und Pfeffer. Zum Schluss portionieren Sie den Salat in die Mitte des Tellers. Dieser Salat sieht hübsch angerichtet nicht nur lecker aus, er schmeckt auch so.

4. Fleisch

4.1 Pizza-Waffeln

109 Kcal | 456,7 kJ | 10,5 Eiweiß (g) | 6,75 Fett (g) | 0,8 KH (g) pro Waffel

Zutaten (für 5 Waffeln):

- 1 EL klein geschnittene Salami
- 2 EL klein geschnittene Oliven
- 2 Eier
- 2 EL Proteinpulver
- 2 EL Sahnequark
- 1 EL geriebener Gouda
- 1 Schuss Sojamilch
- 1 Prise Salz
- 1 Prise Pfeffer
- 1 Prise Oregano

Zubereitung:

Einfach, schnell und verdammt lecker: Vermischen Sie alle Zutaten in einer großen Schüssel zu einer Masse. Anschließend heizen Sie das Waffeleisen auf. Nun geben Sie den Teig portionsweise in das Waffeleisen. Ideal für Berufstätige bei denen es schnell gehen muss.

4.2 Low Carb Lasagne

74,7 Kcal | 311,2 kJ | 4,5 Eiweiß (g) | 0,5 Fett (g) | 11 KH (g) pro Portion

Zutaten (für 4 Portionen):

- 1 Bund Suppengemüse
- 1 Zwiebel
- 2 Knoblauchzehen frisch
- ½ kg Hähnchenbrustfilet

- 1 Liter Tomatenpüree
- 1 Dose Tomaten, gehackt
- 0.125 Liter Rotwein, trocken
- 2 Lorbeerblatt
- 1 EL Majoran, getrocknet
- 1 EL Oregano, getrocknet
- 1 Prise Thymian, getrocknet
- 1 Zucchini
- 1 Aubergine
- 1 frische Tomate
- ¼ kg Blattspinat
- 150 Gramm Büffelmozzarella
- ¼ Liter Milch
- 3 EL Dinkel-Vollkornmehl
- 1 EL Butter
- 1 Prise Muskatnuss, gerieben
- Salz
- Pfeffer

<u>Zubereitung:</u>
Raspeln Sie das Suppengemüse grob und zerhacken Sie die Zwiebel. Braten Sie das Suppengemüse und die Zwiebeln in etwas Öl an und geben Sie das Fleisch dazu. Verrühren Sie alles gut und geben Sie Majoran, Lorbeerblätter, Oregano und Thymian dazu. Löschen Sie die Bolognese mit Rotwein ab und geben Sie das Tomatenpüree, eine gewürfelte Tomate, Salz und Pfeffer dazu. Lassen Sie das Ganze nun auf mittlerer Stufe köcheln und kümmern Sie sich um die Sauce. Erhitzen Sie dazu die Butter und geben Sie das Dinkelmehl dazu. Anschließend rühren Sie die Milch und eine Prise Muskatnuss unter, bis eine dicke Sauce entsteht. Lassen Sie die Sauce bei leichter bis mittlerer Hitze leicht köcheln. Nun schneiden Sie die Zucchini und die Aubergine in dicke Längsstreifen und legen die Auflaufform mit den Zucchinistreifen aus. Bedecken Sie nun die Zucchinischicht gleichmäßig mit Bolognese. Auf

die Bolognese verstreichen Sie die Sauce und verteilen als Nächstes die Aubergine darauf. Nun verteilen Sie den Blattspinat darauf. Anschließend wiederholen Sie diesen Vorgang: Zucchini, Bolognese, Sauce, Aubergine, Blattspinat. Zum Schluss schneiden Sie die frische Tomate in feine Scheiben, verteilen diese auf der Lasagne und streuen Büffelmozzarella darauf. Stellen Sie die Lasagne für ca. 20 Minuten in den vorgeheizten Backofen bei 180 Grad. Wenn der Käse goldbraun ist, ist die Lasagne fertig. Super lecker, super einfach und man muss nicht auf Lasagne verzichten.

4.3 Low Carb Chicken-Nuggets

407,2 Kcal | 1703,7 kJ | 48,25 Eiweiß (g) | 18 Fett (g) | 14 KH (g) pro Portion

Zutaten (für 4 Portionen):

- 550 g Hähnchenbrustfilet
- 400 ml Sojasoße
- 100 g Mandelmehl
- 50 g Sesam
- Pfeffer
- Salz

Zubereitung:

Schneiden Sie die Hähnchenbrust in mundgerechte Stücke und salzen Sie diese leicht. Geben Sie die Sojasoße in eine Schüssel, das Mandelmehl zusammen mit dem Sesam in eine zweite Schlüssel. Tunken Sie nun die einzelnen Hähnchenbruststückchen zunächst in die Sojasoße und ummanteln Sie diese anschließend mit der Mandelmehlmischung. Heizen Sie den Backofen nun vor und legen Sie die einzelnen Chicken Nuggets auf ein mit Backpapier ausgelegtes Backblech. Für 20 bis 25 Minuten bei 200°C goldbraun backen und anschließend genießen!!! Hierzu passt hervorragend ein frischer Salat und dieses Rezept begeistert sogar Kinder.

4.4 Klassisches Schweinefilet mit Sesam

228,7 Kcal | 956,7 kJ | 32 Eiweiß (g) | 4m25 Fett (g) | 15,4 KH (g) pro Portion

Zutaten (für 4 Portionen):

- 200 g Zuckerschoten
- 100 ml Sojasoße
- 100 ml Wasser
- 600 g Schweinefilet
- 500 g Brokkoli
- 1 rote Paprika
- 1 Chilischote
- 2 EL Sesam
- 1-2 EL Honig
- 2 EL Öl
- Salz
- Pfeffer

Zubereitung:

Waschen und schneiden Sie den Brokkoli in Röschen. Waschen und würfeln Sie anschließend die Paprika und die Zuckerschoten. Nun geben Sie den Sesam in eine Pfanne und braten diese nun mit etwas Öl goldbraun an. Jetzt schneiden Sie das Fleisch in feine Streifen. Geben Sie den Sesam in eine Schale und braten Sie das Fleisch ca. 3 Minuten in der Pfanne an. Jetzt nehmen Sie das Fleisch aus der Pfanne, legen es beiseite und geben den Brokkoli und die Paprika mit etwas Öl in die Pfanne. Braten sie beides kurz an und löschen Sie es mit der Sojasoße, dem Wasser und dem Honig ab. Verrühren Sie alles gut miteinander und geben Sie die Zuckerschoten und das Fleisch in die Pfanne. Braten Sie das Ganze kurz an, aber achten Sie darauf, dass die Zuckerschoten bissfest bleiben. Schmecken Sie zuletzt das Ganze mit Salz und Pfeffer ab und bestreuen Sie es mit Sesam. Reichen Sie zu diesem Rezept einen kleinen Salat mit Honig-Senf Dressing.

4.5 Puten-Pfeffersteak

143,5 Kcal | 600,2 kJ | 26,5 Eiweiß (g) | 1,9 Fett (g) | 2,75 KH (g) pro Portion

Zutaten (für 4 Portionen):

- 400 g Putensteak
- 300 g Zucchini
- 50 g Creme Fraiche
- 1 Zwiebel
- Salz
- Pfeffer
- etwas Öl

Zubereitung:

Schneiden Sie die Putensteaks in mundgerechte Stücke und würzen Sie diese mit Salz und Pfeffer. Stellen Sie das Fleisch zunächst beiseite und schneiden Sie die Zwiebel und die Zucchini klein. Jetzt braten Sie die Zwiebelstücke in einer Pfanne mit etwas Öl und geben nun das Fleisch hinzu. Braten Sie es für ca. 2 bis 3 Minuten. Anschließend geben Sie für etwa 10 Minuten die Zucchini dazu. Achten Sie darauf, dass die Zucchini bissfest bleibt. Jetzt löschen Sie das Ganze mit etwas Wasser ab und geben noch Creme Fraiche dazu. Rühren Sie es unter und schmecken Sie die Sauce mit Salz und Pfeffer ab. Sie können die Sauce auch noch mit Kräutern verfeinern. Da es sich um ein Mittagessen handelt bietet sich als geeignete Beilage etwas Wildreis an.

4.6 Deftige Rinderrouladen

418 Kcal | 1749 kJ | 42,1 Eiweiß (g) | 31,4 Fett (g) | 10,9 KH (g) pro Portion

Zutaten (für 2 Portionen):

- 2 Stangen Staudensellerie
- 1 Möhre
- 30 g getrocknete Feige
- 2 kleine Zwiebeln

- 2 EL Olivenöl
- Salz
- Pfeffer
- 2 Tomaten
- 300 g Rumpsteak (in 4 dünnen Scheiben)
- 1 ½ EL Ras el hanout
- 250 ml Geflügelbrühe
- 1 EL gehackte Mandeln

Zubereitung:
Schneiden Sie die Feigen in kleine Würfel und schälen Sie die Zwiebeln. Diese schneiden Sie ebenfalls in feine Würfel und geben Sie anschließend in eine Pfanne mit etwas Öl, bis sie glasig sind. Geben Sie die Feigenwürfel nun ebenfalls in die Pfanne und würzen Sie alles mit Salz und Pfeffer. Nehmen Sie die Pfanne vom Herd und lassen Sie die Zwiebel-Feigen-Mischung auskühlen. Jetzt putzen Sie den Staudensellerie, waschen und schälen ihn. Anschließend schälen Sie die Möhre und schneiden sie in kleine Würfel. Die Tomaten waschen und vierteln Sie. Achten Sie dabei darauf, dass Sie die Kerne und Stielansätze herausschneiden. Legen Sie jetzt die Rumpsteaks zwischen Klarsichtfolie und klopfen Sie das Fleisch mit einem Fleischklopfer dünn. Entfernen Sie nun die Folie, würzen Sie das Fleisch mit Salz und Pfeffer und verteilen Sie anschließend die Zwiebel-Feigen-Mischung auf den Steaks. Rollen Sie die Fleischscheiben von der Querseite her auf (sodass die Zwiebel-Feigen-Mischung im Inneren ist) und stecken Sie die Fleischrollen mit Zahnstochern fest. Nun geben Sie die Rouladen in die Pfanne, braten diese bei starker Hitze rundherum scharf an und nehmen sie anschließend heraus. Geben Sie unter ständigem Rühren die Möhre und den Sellerie in die Pfanne, braten Sie beides ebenfalls kräftig an und würzen Sie das Ganze mit EL Ras el hanout. Anschließend geben Sie die Tomaten in die Pfanne und löschen alles mit 250 ml Geflügelbrühe ab. Lassen Sie alles für eine Minute aufkochen und geben Sie nun die Rouladen in die Pfanne. Zugedeckt und bei mittlerer Hitze, lassen Sie die

Rouladen nun schmoren und wenden Sie sie zwischendurch. Währenddessen geben Sie die Mandeln in eine weitere Pfanne mit ganz wenig Öl und rösten diese goldbraun. Richten Sie die Rouladen auf einer Platte oder Tellern an, schöpfen Sie etwas Sauce darüber und bestreuen Sie das Gericht mit den gerösteten Mandeln. Mit Minzblättern können Sie das Gericht auch garnieren. Der Klassiker der Roulade in einer neuen Variante.

4.7 Hähnchenbrust mit Kohlrabi

435,5 Kcal | 1820 kJ | 44,9 Eiweiß (g) | 22 Fett (g) | 12,5 KH (g) pro Portion

Zutaten (für 2 Portionen):

- 100 ml Soja-Cuisine
- 3 Blatt Giersch
- 5 Blatt Löwenzahn
- 5 Blatt Taubnessel
- 5 Blatt Spitzwegerich
- 2 TL Petersilie
- 1 große Kohlrabi frisch
- 1 große Zwiebel
- 2 EL Olivenöl
- 250 g Soja-Joghurt
- 1 Bund Rucola
- Salz
- Cumin
- Koriander, gemahlen
- 2 Hähnchenbrustfilets
- Curry

Zubereitung:

Schälen Sie zunächst die Kohlrabi und die Zwiebel. Schneiden Sie die Kohlrabi in Scheiben und die Zwiebel in feine Würfel. Geben Sie beide Zutaten in eine Pfanne mit etwas Öl und dünsten Sie beides an. Geben Sie die Kohlrabi und die Zwiebel in eine Schüssel und stellen Sie sie beiseite. Jetzt geben Sie den Soja-Joghurt, die Soja-Cuisine und die Kräuter in einen Standmixer und mixen so lange, bis eine einheitliche grüne Masse entsteht. Natürlich ist die Zubereitung auch in einer Schüssel mit einem Stabmixer möglich. Würzen Sie danach die Hähnchenbrust mit Curry, Salz und Pfeffer und braten Sie das Fleisch in einer Pfanne mit Öl. Geben Sie die grüne Joghurt-Sauce in die Schüssel mit dem Kohlrabi und den Zwiebeln und verrühren Sie alles. Jetzt richten Sie das Fleisch und die Sauce auf den Tellern an. Dieses Rezept gehört zu meinen Lieblingsrezepten.

4.8 Gefüllte Zucchini mit Hackfleisch

593,5 Kcal | 2482 kJ | 44 Eiweiß (g) | 42,3 Fett (g) | 2,5 KH (g) pro Portion

Zutaten (für 2 Portionen):

- 250 g Rinderhackfleisch
- 1 Tomate
- 2 Champignons
- 2 Zucchini
- 1 Zwiebel, klein
- 1 Päckchen Mozzarella
- Salz
- Pfeffer
- Paprikapulver, edelsüss
- Chilipulver
- 1 Ei
- 8 Blättchen Basilikum
- ½ l Wasser
- Kräutermischung, italienisch

Zubereitung:

Halbieren Sie die Zucchinis in der Länge und kratzen Sie das Innere heraus. Nun geben Sie die Zwiebel in einen Mixer zusammen mit dem

Hackfleisch, Ei, Salz, Pfeffer, Paprika- & Chilipulver und der italienischen Kräutermischung und mixen das Ganze ca. 3 Minuten durch. Füllen Sie die halbierten Zucchinis nun mit der Hackfleisch-Masse. Schneiden Sie anschließend die Tomaten, Champignons und den Mozzarella in feine Scheiben und belegen Sie damit die Zucchinis. Dabei sollte der Mozzarella natürlich ganz oben liegen. Geben Sie je 2 Zucchinis auf den mittleren Zwischenboden des Varomas. Füllen Sie den Mixtopf mit ½ l Wasser auf und halten Sie ihn geschlossen. Stellen Sie den Varoma für 35 Minuten darauf und stellen Sie die Sanftrührstufe ein. Abschließend dekorieren Sie die Zucchinis mit Basilikumblättern. Natürlich hat nicht jeder einen Varoma in seiner Küche, aber ich empfehle Ihnen die Anschaffung sehr, da Sie mit diesem Topf Dampfgaren können, was bei vielen Gemüserezepten vorteilhaft ist.

4.9 Low Carb Hackfleisch-Burger

759,6 Kcal | 3180 kJ | 2,9 Eiweiß (g) | 56,3 Fett (g) | 8,6 KH (g) pro Burger

Zutaten (für 3 Burger):

- 25 g Sesamkörner
- 700 g Rinderhackfleisch
- 3 Eigelb
- 3 Eiweiß, steif geschlagen
- 85g Frischkäse
- etwas Backpulver
- etwas Salz
- Paprikapulver
- 2 Gewürzgurken
- 30 ml Ketchup, light
- 2 Tomaten
- 20 ml Worcester Sauce

Zubereitung:
Heizen Sie den Ofen auf 150 Grad (ober- und Unterhitze) vor. Trennen Sie währenddessen die Eier voneinander und schlagen Sie das Eiweiß mit Backpulver in einer Schüssel steif. Verrühren Sie in einer weiteren Schüssel das Eigelb mit Frischkäse und Salz zu einer cremigen Masse und rühren Sie den Eischnee unter. Verteilen Sie nun 3 große Kleckse dieser Masse auf ein mit Backpapier ausgelegtes Backblech. 3 davon bestreuen Sie gleichmäßig mit Sesamkörner und backen alles für 40 Minuten. In dieser Zeit vermengen Sie das Hackfleisch, die Zwiebeln, Salz, Pfeffer, Paprikapulver und etwas Worcester Sauce miteinander und formen daraus 3 flache, runde Scheiben. Braten Sie das Hackfleisch und legen Sie es anschließend auf die mit Light-Ketchup bestrichenen Brötchen. Zum Schluss bestreichen Sie das Hackfleisch mit etwas Light-Ketchup, belegen es mit Gurken- und Tomatenscheiben und klappen den Burger mit den Sesamhälften zu. Eine sehr gute Alternative zum amerikanischen Klassiker.

4.10 Herzhaftes Hähnchen-Gulasch

422,5 Kcal | 1764,3 kJ | 67,5 Eiweiß (g) | 7,4 Fett (g) | 19,7 KH (g) pro Portion

Zutaten (2 Portionen):
- 500 g Champignons
- 2 Paprika
- 2 Zwiebeln
- 500 g Hähnchenbrust
- Peperoni nach Geschmack
- 20 g Schnittlauch
- 20 g Petersilie
- ½ l fettarme Milch
- ¼ l Gemüsebrühe
- 2 EL Tomatenmark

- Salz, Pfeffer, Paprikagewürz, Cayennepfeffer oder getrocknete Peperoni/Chilipulver

Zubereitung:
Schneiden Sie das Fleisch in eine beliebige Größe, braten Sie portionsweise an und legen Sie es zunächst beiseite. Nun putzen und würfeln Sie die Champignons. Anschließend schälen und würfeln Sie die Zwiebeln. Zum Schluss putzen Sie die Paprika und schneiden sie in Streifen. Dann braten Sie der Reihe nach die Zwiebeln, Paprika und die Champignons kurz an und geben das Fleisch hinzu. Streuen Sie ein wenig Mehl in die Pfanne. Unter ständigem Wenden, schwitzen Sie das Ganze für 2 bis 3 Minuten an und geben schließlich das Paprikapulver, Salz, Pfeffer und das Tomatenmark dazu. Verrühren Sie alles gut, bis das Mehl nicht mehr zu sehen ist und geben Sie die Gemüsebrühe und die Milch dazu. Lassen Sie das Ganze für 45 Minuten leicht köcheln und gießen Sie gegebenenfalls Brühe hinzu, schließlich soll es ein Gulasch und kein Geschnetzeltes werden. Zum Schluss schmecken Sie das Ganze mit den restlichen Gewürzen ab und lassen das Gulasch eine Stunde ziehen, damit sich die Flüssigkeit reduziert (dadurch verzichten Sie auf kalorienhaltige Bindemittel). Ein sehr leckeres Gericht, das vor allem im Herbst großen Anklang findet.

5. Gemüse

5.1 Gemüse-Curry

142 Kcal | 382,1 kJ | 5 Eiweiß (g) | 2,5 Fett (g) | 12 KH (g) pro Portion

Zutaten (für 2 Portionen):

- 1 Zwiebel
- 1 Chilischote
- ½ Kopf Blumenkohl
- 2 Möhren
- 1 kleine Dose Tomaten oder Tomatenpüree
- 1 EL Öl
- 1 TL Garam Masala
- ½ TL Ingwer
- ½ TL Knoblauchpulver
- ½ TL Kreuzkümmel
- ½ TL Kurkuma
- ½ TL Chilipulver
- ¼ TL Zimt
- Salz

Zubereitung:

Setzen Sie einen Topf mit Wasser an. Währenddessen waschen und schneiden Sie den Blumenkohl in Röschen. Nun schälen Sie die Möhren und schneiden sie in ca. 1 cm dicke Scheiben. Danach schälen und würfeln Sie die Zwiebeln. Die Chilischote entkernen Sie und schneiden sie in dünne Scheiben. Nun geben Sie den Blumenkohl und die Möhren in das kochende Wasser und lassen beides für 5 Minuten blanchieren. Danach schütten Sie das Wasser ab. Die Gewürze (ohne Salz) verquirlen Sie in einer kleinen Schale mit 1 EL Wasser zu einer Paste. Außerdem pürieren Sie die Dosentomaten mit einem Stabmixer. Braten Sie nun die Zwiebeln in einer Pfanne bis sie glasig sind und geben Sie bei schwacher

Hitze die Gewürzpaste für 5 Minuten hinzu. Schließlich geben Sie noch die Tomaten und das Gemüse hinzu, vermischen das Ganze und lassen es für 10 Minuten köcheln. Geben Sie jetzt die Chilischoten dazu und schmecken Sie das Gemüse-Curry mit Salz ab. Lassen Sie das Ganze so lange kochen, bis das Gemüse gar ist. Sollte das Curry zu trocken sein, schütten Sie gegebenenfalls noch etwas Wasser nach. Dieses Gericht ist etwas aufwändig, aber es schmeckt wirklich fantastisch und ist darum sehr zu empfehlen.

5.2 Gebackene Zucchini

177,8 Kcal | 740,4 kJ | 8,9 Eiweiß (g) | 10,0 Fett (g) | 12,2 KH (g) pro Portion

Zutaten (für 1 Portion):

- 2 EL Olivenöl
- 1 Knoblauchzehe
- 1-2 Zucchini
- Thymian
- Majoran
- Salz
- Pfeffer

Zubereitung:

Halbieren Sie die Zucchini und schneiden Sie diese in feine Stifte. Legen Sie die Zucchinihälften mit der Schale nach unten auf ein Backblech oder in eine Auflaufform. Jetzt pressen Sie die Knoblauchzehe aus und vermischen Sie den Saft mit 2 EL Olivenöl in einer kleinen Schale. Bestreichen Sie die Zucchinihälften mit dem Knoblauchöl und backen Sie die Hälften bei 220 Grad für 5 bis 8 Minuten. Wenn die Zucchinis beginnen braun zu werden, können Sie sie aus dem Ofen nehmen. Zum Schluss würzen Sie die Zucchinis noch mit Thymian, Majoran, Salz und Pfeffer. Dieses Gericht ist einfach zuzubereiten und darum sehr zu empfehlen, wenn es schnell gehen muss.

5.3 Zucchini-Pizza

464,5 Kcal | 1938 kJ | 37,2 Eiweiß (g) | 7,3 Fett (g) | 63,7 KH (g) pro Pizza

Zutaten (für eine Pizza):

- 1 Zucchini
- 1 Ei
- 50g Dinkelmehl
- 4 große Champignons
- Kräutersalz, italienisch
- etwas Rucola
- Auberginen
- 1 Dose passierte Tomaten

Zubereitung:

Waschen Sie die Zucchini und raspeln Sie diese mit einer Reibe klein. Die Zucchini ist sehr wässrig, aber versuchen Sie sie so gut es geht mit einem Küchenpapier trocken zu tupfen. Dieser Schritt ist sehr entscheidend, damit die Pizza schön knusprig wird. Geben Sie zu der geriebenen Zucchini ein Ei und 50 g Dinkelmehl hinzu und vermischen Sie das Ganze zu einem Teig. Würzen Sie die Masse mit italienischem Kräutersalz. Nun erhitzen Sie etwas Öl in einer Pfanne und gießen Sie den Zucchiniteig in die Pfanne. Braten Sie beide Seiten goldbraun. Heizen Sie währenddessen den Ofen auf 200 Grad (Ober- und Unterhitze) vor und beginnen Sie die Zutaten für den Belag der Pizza vorzubereiten. Schneiden und waschen Sie dazu die Champignons, Auberginen, Rucola und Schinken. Ihrer Fantasie sind dabei keine Grenzen gesetzt. Gerne können Sie beim Gemüse auch variieren. Nachdem der Zucchini-Boden kross gebacken ist, nehmen Sie ihn aus der Pfanne und bestreichen Sie ihn mit den passierten Tomaten. Anschließend legen Sie alle Zutaten für den Belag auf die Pizza und schieben sie für etwa 5 bis 10 Minuten in den Ofen. Je nach Bräunungsgrad nehmen Sie die Pizza aus dem Ofen. Guten Appetit.

ACHTUNG: Bei den Nährwerten handelt es sich um eine ganze Pizza.

5.4 Falsches Kartoffelpüree

490 Kcal | 2045,8 kJ | 25,1 Eiweiß (g) | 36,5 Fett (g) | 12,2 KH (g) pro Portion

Zutaten (für 1 Portion):

- 4 EL Doppelrahmfrischkäse
- 1 EL Butter oder Sahne
- 500 g Blumenkohl
- Salz
- ½ Liter Wasser, leicht gesalzen
- Pfeffer
- Muskat

Zubereitung:

Waschen und schneiden Sie den Blumenkohl in Röschen. Kochen Sie den Blumenkohl für ca. 15 Minuten in leicht gesalzenem Wasser, bis der Blumenkohl weich ist. Gießen Sie das Wasser ab und pürieren Sie den Blumenkohl mit einem Stabmixer. Geben Sie anschließend den Frischkäse dazu und verrühren Sie die Masse. Schmecken Sie das Püree noch mit Salz, Pfeffer und Muskat ab. Das Blumenkohlpüree ist eine wunderbare Alternative zum klassischen Kartoffelpüree und passt perfekt zu einem leckeren Stück Fleisch oder gegrillten Fisch.

5.5 Gemüsepfanne mit Putenbrust

180,5 Kcal | 753 kJ | 16,5 Eiweiß (g) | 6 Fett (g) | 14,6 KH (g) pro Portion

Zutaten (für 2 Portion):

- 1 mittelgroße Karotte
- 2 mittelgroße Paprika
- 1 mittelgroße Zucchini
- Pfeffer

- 100 g Putenbrust
- 1 Stange Lauch
- Salz
- 1 TL Thymian (getrocknet)
- 2 EL Rapsöl
- 2 EL Wasser

<u>Zubereitung:</u>
Waschen Sie den Lauch und schneiden Sie ihn in feine Ringe. Anschließend waschen Sie die Zucchini, die Möhre und die Paprika und würfeln diese. Anschließend geben Sie etwas Öl in eine Pfanne und dünsten den Thymian bei mittlerer Hitze an. Nun geben Sie die in mundgerecht geschnittene Putenbruststücke in die Pfanne und braten das Fleisch an. Zum Schluss geben Sie das Gemüse zusammen mit etwas Wasser für ca. 5 Minuten dazu, um es zu dünsten. Ein einfaches aber köstliches Gericht, das sich schnell zubereiten lässt.

6. FISCH

6.1 LOW CARB SUSHI

25 Kcal | 103,6 kJ | 2,8 Eiweiß (g) | 0,1 Fett (g) | 3,1 KH (g) pro Sushi-Rolle

Zutaten (für 5 Sushi-Rollen):

- 10 g Guarkernmehl
- 2 EL Reisessig
- 1 EL Sukrin
- 700 g Blumenkohl,
- 120 ml Wasser
- Salz
- 5 Noriblätter

Für die Füllung:

- Garnelen, Avocado, Lachs oder Gurke
- Wasabipaste

Zubereitung:

Waschen Sie den Blumenkohl und schneiden Sie ihn in grobe Stücke. Anschließend raspeln Sie den Blumenkohl in der Küchenmaschine oder mit einer Reibe. Setzen Sie etwa 250 ml Wasser auf und kochen Sie den Blumenkohl für 5 bis 10 Minuten auf bis er weich ist. Gießen Sie nun das Wasser ab und mischen Sie 125 ml kaltes Wasser mit 1 g Guarkernmehl zum Blumenkohl. Verrühren Sie das Ganze mit Surin, Salz und Reisessig bis eine dicke Masse entsteht (schmecken Sie das Gericht ab, da es bei zu viel Reisessig sehr sauer werden kann). Anschließend legen Sie die 4 Noriblätter auf ein Küchenbrett und streichen die Blumenkohlmasse ca ½ cm dick auf die Blätter. Nun belegen Sie die Blätter nach Wunsch (zum Beispiel Garnelen, Avocado, Lachs oder Gurke und streichen etwas Wasabipaste darauf. Zum Schluss rollen Sie die Noriblätter auf und drücken Sie schön fest. Lassen Sie die Sushi-Rollen etwas stehen und schneiden Sie die Rollen mit einem feuchten Messer in Zylinder.

Servieren Sie das Ganze mit Sojasauce und Wasabipaste. Für Sushi Fans sehr zu empfehlen.

6.2 Fisch-Gemüse-Pfanne mit Kokos

646 Kcal | 2702 kJ | 48,5 Eiweiß (g) | 35,5 Fett (g) | 23,9 KH (g) pro Portion

Zutaten (für 2 Portionen):

- 1 große Zwiebel
- 100 g Brokkoli, frisch oder TK
- 2 Frühlingszwiebeln
- 500 g Fischfilet, TK oder frisch (zB. Pangasius, Seelachs)
- 1 Zucchini
- 1 Paprikaschote, gelb
- 1 Paprikaschote, orange
- 500 ml Kokosmilch
- 1 Prise Ingwerpulver
- 1 EL Rapsöl
- 1 EL Sesamöl
- Salz
- Pfeffer
- Knoblauch
- Dill

Zubereitung:

Tauen Sie den Fisch auf, tupfen Sie ihn mit einem Küchentuch trocken und schneiden Sie ihn in mundgerechte Stücke. Nun würzen Sie Fischstücke von beiden Seiten mit Salz und Pfeffer und stellen sie beiseite. Mischen Sie jetzt das Sesam- und Rapsöl, geben Sie es in eine Pfanne und putzen Sie das Gemüse. Halbieren Sie die Zucchini und schneiden Sie diese in feine Halbmonde. Hacken Sie die Zwiebel grob, würfeln Sie die Paprikaschoten und schneiden Sie den Brokkoli in Röschen. Anschließend schneiden Sie die Frühlingszwiebeln und das Grün in feine Ringe. Geben Sie das Gemüse (bis auf den Brokkoli) in die

Pfanne, braten Sie alles gut an und würzen Sie das Ganze großzügig mit Salz, Knoblauch, Pfeffer und Dill. Wenn das Gemüse angebraten ist, löschen Sie es mit Kokosmilch ab. Kochen Sie die Suppe kurz auf und lassen Sie alles für ca. 15 Minuten ohne Deckel bei geringer Hitze köcheln. Damit sparen Sie sich kohlenhydrathaltigen Saucenbinder. Geben Sie nun den Brokkoli und eine kleine Prise Ingwer dazu. Abschließend geben Sie den Fisch dazu, kochen alles erneut auf und lassen das Ganze 5 Minuten köcheln. Die Fisch-Gemüse-Pfanne kann man alleine servieren. Ein knackiger Salat passt aber natürlich auch bei diesem Gericht wunderbar dazu. Ein Gericht, welches in der karibischen Küche zu Hause ist.

6.3 Zander mit leckerem Fenchel-Gemüse

251,8 Kcal | 1043 kJ | 37,5 Eiweiß (g) | 6,6 Fett (g) | 9,4 KH (g) pro Portion

<u>Zutaten (für 2 Portionen):</u>

- 1 Bund Dill
- 2 EL Olivenöl
- 400 g Zander
- 2 Fenchelknollen
- Dipp
- 1 EL Meerrettich
- 1 EL Senf
- 1 TL Honig
- Salz
- Pfeffer
- 1 Zitrone

<u>Zubereitung:</u>

Waschen Sie den Fisch und entfernen Sie die Gräten. Anschließend schneiden Sie den Fisch in zwei gleichgroße Stücke. Würzen Sie den Fisch von beiden Seiten mit Salz und Pfeffer. Jetzt waschen Sie den Fenchel und schneiden ihn in dünne Streifen. Dünsten Sie den Fenchel mit etwas Pfeffer und Salz in einer Pfanne mit 1 EL Olivenöl an. Danach hacken Sie den Dill klein und geben die Hälfte davon mit in die Pfanne. In einer zweiten Pfanne mit Öl, braten Sie jetzt den Fisch für ca. 3 Minuten von beiden Seiten an. Legen Sie den Fisch bereits in die Pfanne mit Öl und machen Sie danach erst die Herdplatte an. Ist der Fisch fertig, geben Sie diesen in die Pfanne zum Fenchel und lassen Sie das Ganze auf der Herdplatte mit der Restwärme ruhen. Jetzt verrühren Sie den Senf, Honig, den restlichen Dill, den Meerrettich und ein Schuss Zitrone in einer kleinen Schale und schmecken die Mischung mit Salz und Pfeffer ab. Verteilen Sie nun den Fenchel auf den Tellern, legen Sie den Fisch darauf und geben Sie darauf den Dipp. (Hier haben Sie die freie Auswahl). Ein leichtes Gericht, das trotzdem sättigt.

6.4 Spanischer Meeresfrüchte-Topf

453,4 Kcal | 1897,1 kJ | 43,6 Eiweiß (g) | 19.4 Fett (g) | 15,6 KH (g) pro Portion

Zutaten (für 2 Portionen):

- 1 Zehe Knoblauch
- 1 Dose Tomaten, ca. 400g, geschält
- 1 Zwiebel
- 1 Stange Porree
- 1 EL Olivenöl
- 100 ml Weißwein, trocken
- 250 g Meeresfrüchte, gemischt, TK
- 250 g Fischfilet, zB. Seelachs
- Pfeffer
- Salz
- 1 kleine Dose Safran
- 1 TL Chili, getrocknet
- 2 EL Sherry, trocken

Zubereitung:
Lassen Sie den Fisch und die Meeresfrüchte auftauen und schälen und würfeln Sie währenddessen die Zwiebeln. Danach putzen Sie den Porree, schneiden ihn längs auf und zerkleinern ihn in feine Ringe. Schälen und hacken Sie außerdem die Knoblauchzehe klein. Jetzt geben Sie etwas Öl in einen Topf und erhitzen diesen. Geben Sie nun Zwiebeln, den Knoblauch und den Porree in den Topf und lassen Sie das Ganze anschwitzen. Zerkleinern Sie die geschälten Tomaten grob und geben Sie diese zusammen mit dem Eigensaft in den Topf. Jetzt geben Sie den Weißwein und die Meeresfrüchte dazu, rühren alles um und würzen mit Safran, Chili, Salz und Pfeffer. Lassen Sie das Ganze mit Deckel und unter gelegentlichem Rühren für ca. 10 Minuten köcheln. Währenddessen waschen Sie das Fischfilet unter kaltem Wasser ab, trocknen es mit einem Küchentuch und würfeln es mundgerecht. Anschließend würzen Sie es mit Salz und Pfeffer von beiden Seiten. Verfeinern Sie den Topf mit etwas Sherry und rühren Sie die Fischwürfel unter. Stellen Sie den Herd zum Schluss auf die kleinste Stufe und lassen Sie das Ganze für 7 Minuten ruhen. Ein spanischer Klassiker, der vor allem in Andalusien häufig zu finden ist.

6.5 Fischfilet an Tomaten-Orangen-Sauce

339,6 Kcal | 1420,7 kJ | 31,5 Eiweiß (g) | 20,75 Fett (g) | 5,6 KH (g) pro Portion

Zutaten (für 4 Portionen):
- 2 Orangen
- 4 Tomaten
- 1 kleine rote Chilischote
- 4 Fischfilets (zum Beispiel: Seelachsfilet, Makrele)
- 4 EL Olivenöl
- 1 Bund Petersilie
- 1 Lauchzwiebel

<u>Zubereitung:</u>
Schälen und filetieren Sie die Orange. Würfeln Sie diese nun fein und fangen Sie den Saft dabei auf. Anschließend waschen und würfeln Sie die Tomaten und vermischen sie zusammen mit den Orangenstücken und dem Orangensaft in einer Schüssel. Jetzt schneiden Sie die Chilischote längs auf und entkernen diese. Hacken Sie die Chilihälften sehr klein und geben Sie diese mit in den Topf. Rühren Sie nun 2 EL Olivenöl unter und schmecken Sie das Ganze mit Salz und Pfeffer ab. Waschen Sie nun die Fischfilets unter kaltem Wasser und trocknen Sie diese mit einem Küchentuch ab. Würzen Sie den Fisch mit Salz und Pfeffer von beiden Seiten. Zum Schluss erhitzen Sie das restliche Öl in einer Pfanne und braten die Filets auf jeder Seite ca. 3 Minuten. Achtung: Geben Sie den Fisch erst in die Pfanne mit dem Öl und stellen Sie erst dann die Herdplatte an. Ein sehr leichtes Gericht, das sich perfekt dazu eignet, wenn Sie anstatt des üblichen Grillens im Sommer, mal etwas anderes auf den Tisch zaubern wollen. Hierzu reichen Sie einen leckeren Salat.

1. Das perfekte Low Carb-Abendessen

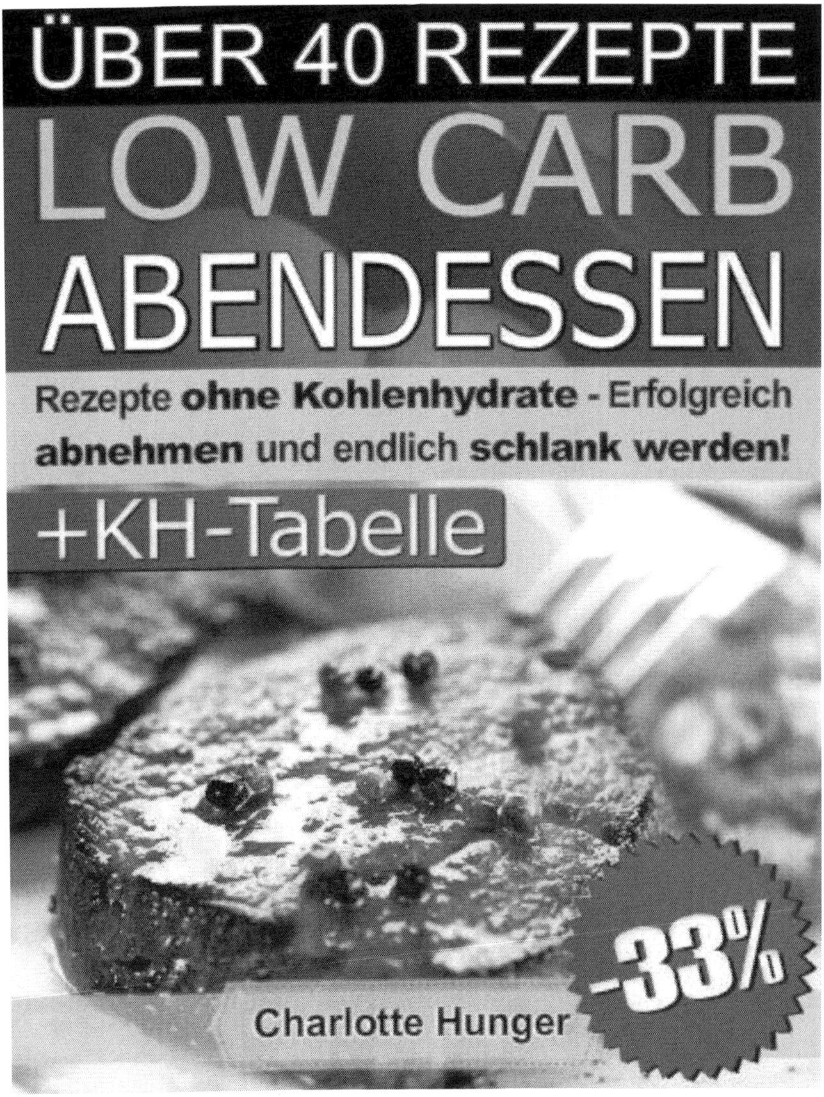

Charlotte Hunger

Ein Low Carb-Abendessen zeichnet sich dadurch aus, dass die Gerichte sehr wenig bzw. gar keine Kohlenhydrate enthalten. Dadurch stellen Sie sicher, dass die Fettverbrennung über Nacht nicht behindert wird. Genau nach diesem Prinzip habe ich auch die folgenden Rezepte ausgewählt. Sie enthalten nur sehr wenig bis gar keine Kohlenhydrate und können bedenkenlos in Ihren Ernährungsplan aufgenommen werden.

Die Nährwerte aller Rezepte wurden sorgfältig von der Autorin selbst berechnet.

Ich wünsche Ihnen einen guten Appetit mit meinen Low Carb-Kreationen. Falls Ihnen dieses Buch geholfen hat, würde ich mich über eine Rezension bei Amazon sehr freuen.

Ihre Charlotte Hunger

2. Salate

2.1 Zucchini-Pilz-Salat

139,6 Kcal | 583 kJ | 14,3 Eiweiß (g) | 4,3Fett (g) | 9,6 KH (g) pro Portion

Zutaten (für 3 Portionen):

- 200 g frische Pilze nach Wahl
- 2 Knoblauchzehen
- 200 g Zucchini
- 1 Zwiebel, rot
- 1 Stange Lauch, dünn
- 150 g Fetakäse, light
- Muskat
- Senf
- Worcestersauce
- Kräutersalz
- Süßstoff
- Schnittlauch
- Knoblauchpulver
- Salz
- Pfeffer
- etwas Wasser
- Essig und Öl

Zubereitung:

Waschen Sie die Pilze, schneiden Sie das untere Stück des Stieles ab und vierteln Sie sie. Nun waschen und halbieren Sie die Zucchini und schneiden diese in Stücke. Im Anschluss schälen Sie die Zwiebel, teilen sie in 4 Teile und schneiden sie dann in Streifen. Anschließend schneiden Sie den Lauch in feine Ringe und waschen diese in einem Sieb. Den Schnittlauch ebenfalls waschen und in kleine Röllchen schneiden. Nun würfeln Sie den Fetakäse klein und vermengen alle Zutaten in einer

Salatschüssel miteinander. Jetzt beginnen Sie mit der Zubereitung des Dressings, indem Sie Knoblauchpulver, Muskat, Pfeffer, Salz, Senf, Worcestersauce, Süßstoff, Kräutersalz, Wasser und Essig in einer extra Schüssel verquirlen. Am Ende geben Sie noch einen Schuss Öl hinzu und pressen etwas Knoblauch über das Dressing. Geben Sie die Salatsauce erst kurz vor dem Servieren dazu, da sich die Pilze sonst mit der Sauce vollsaugen. Ein leckerer Salat, der Ihnen mit der freien Wahl an Pilzen, viele Möglichkeiten eröffnet.

2.2 Italienischer Geflügelsalat

507 Kcal | 2120 kJ | 70,5 Eiweiß (g) | 19,9 Fett (g) | 10,3 KH (g) pro Portion

Zutaten (für 2 Portionen):
- 500 g Hähnchenbrustfilet
- Kerne-Mix (Pinienkerne, Kürbiskerne o Ä.)
- Suppengrün
- 1 Zwiebel
- 100 g Rucola
- 2 Tomaten
- 100 g Parmesan
- Olivenöl
- Crema di Balsamico
- ggf. Pfeffer

Zubereitung:

Geben Sie das Hähnchenbrustfilet in einen Topf. Füllen Sie den Topf mit so viel Wasser auf, dass das Fleisch knapp mit Wasser bedeckt ist. Nun schneiden Sie das Suppengrün und die Zwiebel klein und geben beides mit in das Wasser. Lassen Sie das Ganze aufkochen und anschließend für ca. 45 Minuten köcheln. Währenddessen kümmern Sie sich um den Salat. Waschen Sie dazu den Rucola, halbieren und schneiden Sie ihn in Scheiben. Waschen Sie ebenfalls die Tomaten und schneiden Sie diese in grobe Würfel. Zum Schluss geben Sie noch etwas geraspelten Parmesan dazu und vermischen alles miteinander in einer Schüssel. Ist das Hähnchenbrustfilet fertig gegart, schneiden Sie es in mundgerechte Stücke und geben es auf den Salat. Nachdem Sie den Salat auf den Tellern angerichtet haben, beträufeln Sie ihn mit etwas Olivenöl und Crema di Balsamico und ggf. etwas Pfeffer. Außerdem empfehle ich Ihnen eine kleine Handvoll Kerne (Pinienkerne, Kürbiskerne o Ä.) über den Salat zu streuen, damit der Salat knuspriger ist.

2.3 Frischer Tomaten-Feta-Salat im Glas

184,4 Kcal | 772,2 kJ | 12,5 Eiweiß (g) | 13 Fett (g) | 3,2 KH (g) pro Portion

Zutaten (für 2 Portionen):

- 125 g Fetakäse
- 3 Strauchtomaten
- 1 Bund Basilikum
- 3 EL Olivenöl
- Salz
- Pfeffer

Zubereitung:

Waschen Sie zunächst die 3 Tomaten und das Basilikum. Hacken Sie die Basilikumblätter klein und würfeln Sie die Tomaten grob. Anschließend würfeln Sie den Fetakäse und vermengen alles in einer Salatschüssel. Nun geben Sie noch etwas Olivenöl dazu und schmecken das Ganze mit Salz und Pfeffer ab. Ein Klassiker aus Griechenland, der besonders gut zu gegrilltem Fisch schmeckt.

2.4 Herzhafter Linsensalat

179,7 Kcal | 751,5 kJ | 8,25 Eiweiß (g) | 11 Fett (g) | 11,5 KH (g) pro Portion

Zutaten (für 4 Portionen):

- 400 g Linsen, gekocht
- 200 g Schinken
- 12 Walnusskerne
- 4 Karotten
- 1 Schalotte, gewürfelt
- 6 EL Öl
- 2 EL Weinessig
- 1 EL Petersilie, gehackt
- ½ TL Senf

Zubereitung:

Schneiden Sie den Schinken in Würfel und die Karotten in Scheiben. Geben Sie nun die Karotten und den Schinken zusammen mit den Walnüssen und den gekochten Linsen in eine Schüssel und verrühren Sie alles gut miteinander. Für das Dressing verquirlen Sie den Weinessig, Senf, Öl, gehackte Petersilie und die gewürfelte Schalotte in einer extra Schüssel. Geben Sie das Dressing in die Salatschüssel und vermischen Sie alles gut miteinander. Ein köstlicher Salat, der auf jeden Fall satt macht.

2.5 Ceasar Salad (Der Klassiker)

392,5 Kcal | 1641 kJ | 25,7 Eiweiß (g) | 29 Fett (g) | 4,25 KH (g) pro Portion

Zutaten (für 4 Portionen):

- 150 g Hähnchenbrustfilet
- 100 g Speckwürfel
- je 10 – 20 g Kürbis- und Sesamkerne
- 100 ml Olivenöl
- 1 Romana-Salatkopf
- 1 TL Dijonsenf

- 1 EL Worcestersauce
- 3 Sardellenfilets, zerdrückt
- 50 g Parmesan, gerieben
- 2 Knoblauchzehen, kleingehackt
- 2 EL Zitronensaft
- 1 Eigelb
- Salz
- Pfeffer

Zubereitung:
Waschen und zerteilen Sie den Salatkopf in mundgerechte Stücke. Schneiden Sie nun das Hähnchenbrustfilet ebenfalls in mundgerechte Stücke und braten Sie diese zusammen mit den Speckwürfeln in einer Pfanne knusprig an. Stellen Sie die Pfanne beiseite und beginnen Sie mit dem Dressing. Dazu alle oben aufgeführten Zutaten (Senf, Worcestersauce, Sardellenfilets, Knoblauch, Zitronensaft, Eigelb) in einem Mixbecher geben und pürieren. Geben Sie das Olivenöl langsam hinzu und pürieren Sie die Zutaten, bis Sie eine cremige Sauce erhalten. Schmecken Sie diese noch mit Salz und Pfeffer ab. Jetzt richten Sie den Salat auf dem Teller an. Geben Sie das Hähnchenbrustfilet und die Speckwürfel auf den Salat und hobeln Sie etwas Parmesan darüber. Zum Schluss beträufeln Sie den Salat mit der Salatsauce und garnieren ihn mit den Kürbis- und Sesamkernen. Der Klassiker aus den USA. Einfach delicious.

2.6 Low Carb Bohnen Salat

277 Kcal | 1159 kJ | 22,4 Eiweiß (g) | 1,6 Fett (g) | 31 KH (g) pro Portion

Zutaten (für 4 Portionen):
- 1 Dose weiße Bohnen (ca. 800 g)
- 2 Paprikaschoten, rot
- 1 Gurke
- 1 Zwiebel, rot

- Rotweinessig oder Olivenöl
- Kräuter (zB. Petersilie, Koriander, Basilikum)
- Salz
- Pfeffer

<u>Zubereitung:</u>
Schneiden Sie die Zwiebel, die Paprikaschoten und die Gurke in grobe Stücke und hacken Sie die Kräuter klein. Jetzt waschen Sie die Bohnen und lassen diese gut abtropfen. Anschließend geben Sie alle Zutaten in eine Salatschüssel und vermengen das Ganze miteinander mit etwas Salz und Pfeffer. Zum Schluss geben Sie Rotweindressing oder Olivenöl zum Salat. Wenn man es etwas schärfer mag, kann man auch gerne noch eine Peperoni klein schneiden und dazu geben.

2.7 Curry-Hühnersalat mit Ei

212,6 Kcal | 888 kJ | 23,4 Eiweiß (g) | 10,1 Fett (g) | 5 KH (g) pro Portion

<u>Zutaten (für 2 Portionen):</u>
- 300 g Blattsalat
- 150 g Hähnchenbrustfilet
- 1 Ei, gekocht
- 5 ml Olivenöl
- Essig
- 30 g Avocado
- 35 g Zwiebel
- Salz
- Currypulver
- Pfeffer

<u>Zubereitung:</u>
Schneiden Sie das Hähnchenbrustfilet in mundgerechte Stücke und würzen Sie die Stücke mit etwas Salz, Pfeffer und Currypulver. Anschließend braten Sie das Fleisch für ca. 12 bis 15 Minuten auf

mittlerer Hitze an. Bereiten Sie nun den Salat vor, indem Sie die Avocado, die Zwiebeln und ein gekochtes Ei klein schneiden. Waschen und zerkleinern Sie jetzt den Blattsalat und mischen ihn mit den Ei-, Avocado- und Zwiebelstücken in einer Salatschüssel gut durch. Richten Sie den Salat an und geben Sie etwas Olivenöl und Essig darüber. Zum Schluss geben Sie das Hühnerfleisch auf den Salat. Je nach Geschmack, können Sie auch diesen Salat sehr gut mit Kernen (zB. Pinien- oder Kürbiskerne) verfeinern.

2.8 Apfel-Chicorée-Salat

72 Kcal | 302,8 kJ | 2,7 Eiweiß (g) | 1,2 Fett (g) | 12,1 KH (g) pro Portion

<u>Zutaten (für 2 Portionen):</u>

- 1 großer Apfel
- 50 g Porree
- 2 Stück Chicorée
- 1 Karotte
- 70 ml Joghurt
- 1 Prise Ingwer-Pulver
- 1 Prise Chayenne-Pfeffer
- 1 TL Ahorn-Sirup
- 1 Spritzer Zitronensaft
- 2 EL Olivenöl
- 1 Prise Salz

<u>Zubereitung:</u>

Entblättern Sie den Chicorée und waschen Sie die Blätter gründlich. Legen Sie 4 Blätter beiseite und schneiden Sie die restlichen Blätter in ca. 2 cm breite Streifen. Nun waschen Sie den Apfel, schälen und entkernen ihn und schneiden ihn in kleine Würfel. Anschließend waschen Sie den Porree und schneiden ihn in schmale Streifen. Zum Schluss waschen und schälen Sie die Möhren und schneiden diese ebenfalls in Streifen. Jetzt vermischen Sie den Joghurt, den Ahorn-Sirup, Zitronensaft, und die

Gewürze (Ingwer-Pulver, Salz, Chayenne-Pfeffer) in einer Salatschüssel. Geben Sie die restlichen Zutaten (Olivenöl, Chicorée-Streifen, Porree-Stücke, Apfelwürfel) dazu und rühren Sie das Ganze vorsichtig um. Drapieren Sie nun die zu Beginn weggelegten Chicorée-Blätter auf den 2 Tellern und verteilen Sie den fertigen Salat darüber. Zum Schluss dekorieren Sie den Salat noch mit den Karottenstreifen. Ein wahrer Genuss, der besonders gut im Sommer schmeckt.

2.9 Birnen-Rotkraut-Salat (warm & kalt)

70,75 Kcal | 295,7 kJ | 1,85 Eiweiß (g) | 1,3 Fett (g) | 12,2 KH (g) pro Portion

Zutaten (für 4 Portionen):

- 1 Birne
- 1 kleines Stück Ingwer
- 1 TL Rohrzucker
- 100 ml Holundersaft
- 1-2 EL Rosinen
- 100 ml Portwein
- 400 g Rotkohl
- 1 TL Balsamico-Essig, rot
- 1 EL Gänseschmalz
- Zimt
- Anis
- Fenchel
- Nelke
- Salz
- Pfeffer

Zubereitung:

Schneiden Sie den Strunk vom Rotkraut ab und schneiden oder hobeln Sie das Rotkraut in feine Streifen. Jetzt schälen Sie die Birne, entfernen das Kerngehäuse, vierteln diese und schneiden sie in feine Scheiben. Anschließend schälen Sie den Ingwer und schneiden ihn ebenfalls in sehr feine Stücke. Setzen Sie nun den Portwein, zusammen mit dem Holundersaft, dem Ingwer, dem Rohrzucker und den Rosinen auf und lassen Sie das Ganze aufkochen. Geben Sie das Rotkraut und das Schmalz dazu und lassen Sie alles für 20 bis 30 Minuten leicht köcheln. Nun füllen Sie alles in eine Schüssel, geben je eine Messerspitze Fenchel, Nelke, Anis, Zimt, Salz und Pfeffer dazu und verrühren alles vorsichtig. Zum Schluss heben Sie die Birnenscheiben und den Essig unter den Krautsalat. Der Salat passt perfekt zu einem herzhaften Stück Fleisch und kann sowohl kalt als auch warm genossen werden.

2.10 Thunfisch-Eier-Salat

341,5 Kcal | 1429,7 kJ | 27,4 Eiweiß (g) | 21,5 Fett (g) | 6,2 KH (g) pro Portion

Zutaten (für 2 Portionen):

- 1 Dose Thunfisch im eigenen Saft
- 1 Paprika, rot
- 4 Eier, hart gekocht
- 2-3 Handvoll Bohnen, TK
- Schnittlauch
- 100 g saure Sahne
- 1 EL Majonäse
- 1 TL Senf
- 1 Spritzer Süßstoff
- Salz
- Pfeffer

Zubereitung:

Garen Sie die Bohnen in kochendem Salzwasser. Achten Sie darauf, dass die Bohnen bissfest bleiben. Nun gießen Sie das Wasser ab und schrecken die Bohnen im Anschluss kalt ab. Schneiden Sie die hart gekochten Eier in große Würfel und die Paprika in kleine Würfel. Geben Sie beide Zutaten in eine Salatschüssel. Anschließend waschen und hacken Sie den Schnittlauch klein, tropfen den Thunfisch ab und geben beides ebenfalls in die Salatschüssel. Jetzt geben Sie die abgetropften Bohnen in die Salatschüssel und verrühren alles vorsichtig miteinander. Rühren Sie in einer weiteren kleinen Schüssel eine Marinade aus der sauren Sahne, der Majonäse und dem Senf an und schmecken Sie diese mit Salz und Pfeffer ab. Heben Sie das Dressing unter den Salat und lassen Sie ihn kurz ziehen. Eine perfekte Low-Carb-Variante ohne auf Thunfisch und Majonäse verzichten zu müssen.

3. LECKERE SUPPEN

3.1 Spinatsuppe mit Frischkäse

268 Kcal | 1120 kJ | 21,8 Eiweiß (g) | 14 Fett (g) | 13,3 KH (g) pro Portion

Zutaten (für 2 Portionen):

- 500 g Spinat (Würzspinat)
- 1 Becher Frischkäse
- 1 Becher Crème Fraîche
- 500 ml Gemüsebrühe
- Salz
- Pfeffer

Zubereitung:

Erhitzen Sie 500 ml Gemüsebrühe in einem Topf. Nun geben Sie 500g Spinat dazu und kochen das Ganze auf. Rühren Sie anschließend langsam das Crème Fraîche und den Frischkäse unter. Lassen Sie die Suppe kurz kochen und schmecken Sie sie mit Salz und Pfeffer ab. Super einfach, super lecker und garantiert Low-Carb.

3.2 Brokkoli-Creme-Suppe mit Mandeln

612,7 Kcal | 2564,6 kJ | 13,5 Eiweiß (g) | 50,1 Fett (g) | 16 KH (g) pro Portion

Zutaten (für 2 Portionen):

- 600 g Brokkoli (auch TK möglich)
- 20 g Mandeln, Blättchen
- 30 g Butter
- ¾ Liter Gemüsebrühe
- ¼ Liter Sahne
- Salz
- Pfeffer
- Muskat

Zubereitung:
Putzen Sie den Brokkoli und trennen Sie die Röschen ab. Nun schneiden Sie die Stiele in gleichmäßige Stücke. Kochen Sie jetzt die Gemüsebrühe auf und geben Sie die Brokkoli-Röschen und Stiele dazu. Ist der Brokkoli gar (sollte trotzdem noch bissfest sein), schöpfen Sie 4 EL des Brokkolis ab und stellen Sie die Röschen warm für die Garnierung. Lassen Sie den Rest des Brokkolis kochen, bis er weich ist. Nun pürieren Sie den Brokkoli im Topf mit einem Pürierstab, rühren vorsichtig die Sahne unter und schmecken die Suppe mit Pfeffer, Salz und Muskat ab. Anschließend geben Sie die Butter in eine Pfanne und lassen diese zerlaufen. Rösten Sie nun die Mandel-Blättchen in der Pfanne an, bis sie eine goldbraune Färbung annehmen. Teilen Sie jetzt die Suppe auf die Teller auf, geben Sie die zuvor warm gestellten Brokkoli-Röschen mit in die Suppe und bestreuen Sie die Suppe mit den gebratenen Mandel-Blättchen. Für alle Brokkoli-Fans ein Genuss.

3.3 Tomaten-Fenchel-Suppe

41,5 Kcal | 173 kJ | 1,7 Eiweiß (g) | 0,7 Fett (g) | 5,5 KH (g) pro Portion

Zutaten (für 4 Portionen):
- 3 Tomaten
- 2 Schalotten
- 2 Knoblauchzehen
- 2 Fenchelknollen
- 600 ml Brühe
- 40 g Crème Fraîche
- 1 Kräutersäckchen (Thymian, Lorbeerblätter oä.)
- Salz
- Pfeffer

Zubereitung:
Setzen Sie ca. 600 ml Wasser auf und geben Sie eine entsprechende Menge Brühpulver dazu (siehe Verpackung). Nun waschen Sie den

Fenchel, schneiden ihn in feine Scheiben und geben ihn mit in den Topf. Lassen Sie das Ganze für ca. 20 Minuten kochen. In einem weiteren Topf geben Sie die Tomaten für kurze Zeit in kochendes Wasser und schrecken Sie sie danach mit kaltem Wasser ab. Dadurch können Sie jetzt besser die Haut der Tomaten abziehen. Schneiden Sie die Tomaten außerdem auf und drücken Sie die Kerne heraus. Nun schälen Sie schließlich den Knoblauch und die Schalotten. Die Tomaten, den Knoblauch und die Schalotten geben Sie jetzt in den zweiten Topf (Wasser vorher abschütten) und pürieren das Ganze. Geben Sie das Püree in den Topf mit der Brühe und dem Fenchel und verrühren Sie alles gut miteinander. Außerdem geben Sie das Kräutersäckchen mit in die Brühe hinein. Lassen Sie das Ganze für ca. 30 Minuten köcheln, nehmen Sie das Kräutersäckchen heraus und rühren Sie etwas Crème Fraîche darunter. Eine tolle Tomatensuppe zu der ein gegrillter Garnelen-Spieß sehr gut passt.

3.4 Paprika-Kaltschale

76,7 Kcal | 320 kJ | 1,8 Eiweiß (g) | 3,2 Fett (g) | 8,2 KH (g) pro Portion

<u>Zutaten (für 4 Portionen):</u>

- 5 Paprika, rot
- 2 EL Olivenöl
- 1 Zwiebel
- 1 Knoblauchzehe, frisch
- 1 Stück Ingwer, mittelgroß
- 2 TL Rote-Paprika
- 750 ml Wasser
- 1 EL Gemüsebrühe (Pulver)
- Petersilie
- 4 TL Creme Fraiche
- Salz
- Pfeffer

Zubereitung:

Schälen und würfeln Sie den Knoblauch, die Zwiebel und den Ingwer. Waschen Sie danach die Paprika und schneiden Sie diese in grobe Stücke. Dünsten Sie nun den Knoblauch, die Zwiebeln und die Paprika in heißem Öl an. Die Paprika dünsten Sie anschließend kurz mit an. Nun geben Sie Salz, Rote-Paprika und Knoblauch dazu und gießen 750 ml Wasser (+ 1 EL Brühe) dazu. Kochen Sie das Ganze auf und lassen Sie die Suppe für 5 Minuten köcheln. Anschließend pürieren Sie die Suppe mit einem Pürierstab und nehmen den Topf vom Herd. Stellen Sie die Suppe für ca. 2 Stunden kalt. Währenddessen waschen und hacken Sie die Petersilie klein. Schmecken Sie die Suppe ab und würzen Sie ggf. nach. Richten Sie die Suppe schließlich auf Tellern an und geben Sie etwas Creme Fraiche darauf, den Sie als Schlieren in die Suppe rühren. Streuen Sie anschließend die Petersilie über die Kaltschale.

3.5 Blumenkohl-Käse-Suppe

755 Kcal | 3160,7 kJ | 44,5 Eiweiß (g) | 49,9 Fett (g) | 17,4 KH (g) pro Portion

Zutaten (für 2 Portionen):

- 1 Blumenkohl
- 200 g Kräuter-Schmelzkäse
- 1 Glas Wiener
- 1 Zwiebel
- ½ Becher Sahne
- 2 TL Petersilie, TK
- Curry
- Gemüsebrühe
- Salz
- Pfeffer

Zubereitung:

Schneiden Sie den Blumenkohl grob und geben Sie diesen in einen Topf. Füllen Sie den Topf nun so weit mit Wasser auf, dass der Blumenkohl bedeckt ist. Nun geben Sie Salz, Pfeffer und die Gemüsebrühe dazu und lassen den Blumenkohl für ca. 15 Minuten kochen bis der Blumenkohl weich ist. Währenddessen schälen und schneiden Sie die Zwiebel grob und geben diese ebenfalls kurz in das kochende Wasser. Pürieren Sie jetzt das Ganze mit einem Pürierstab cremig und geben Sie anschließend den Schmelzkäse, Petersilie, Sahne und die Würstchen dazu. Lassen Sie die Suppe nochmals kurz aufkochen und schmecken Sie sie anschließend ab. Die Low-Carb-Idee zum herkömmlichen Käse-Suppen Klassiker.

4. Fleisch-Gerichte

4.1 Putenschnitzel a la Toskana

843 Kcal | 3427,6 kJ | 67,3 Eiweiß (g) | 59 Fett (g) | 9 KH (g) pro Portion

Zutaten (für 2 Portionen):

- 2 Putenschnitzel
- 2 Scheiben Schinken, rohe
- 50 g Mozzarella
- ½ Knoblauchzehe
- ½ gr. Dose Tomaten, geschält
- 2 EL Tomatenmark
- 35 g Mascarpone
- Basilikum, frisch
- Öl
- Salz
- Pfeffer
- Brühe, gekörnt

Zubereitung:

Würzen Sie die Schnitzel von beiden Seiten mit Salz und Pfeffer und belegen Sie die Schnitzel mit den Schinken-Scheiben. In einer extra Schüssel mischen Sie das Basilikum und die Mascarpone und bestreichen die belegten Schnitzel mit dieser Mischung. Anschließend rollen Sie die Schnitzel auf und legen diese in eine Auflaufform. Hacken Sie jetzt den Knoblauch fein, schneiden Sie den Mozzarella in Scheiben und geben Sie beides auf die Schnitzel. Bereiten Sie jetzt die Sauce vor indem Sie die geschälten Tomaten, das Tomatenmark, die gekörnte Brühe, Salz und Pfeffer kurz aufkochen und abschmecken. Geben Sie die Sauce anschließend über die Schnitzel und stellen Sie die Auflaufform bei 180 bis 200 Grad für etwa 45 Minuten in den Backofen, bis alles gar ist. Sehr einfach und schnell zubereitet. Gelingt wirklich jedem.

4.2 Schinken-Pizza

843 Kcal | 3427,6 kJ | 67,3 Eiweiß (g) | 59 Fett (g) | 9 KH (g) pro Portion

Zutaten (für 3 Portionen):

- 4 Scheiben Schinken
- 600 g Mozzarella
- 100 g Parmesan, gerieben
- 100 g Frischkäse, fettarm
- 50 g Schlagsahne, 10% Fett
- 3 Eier
- 150 ml Tomatensoße
- 1 Knoblauchzehe, gerieben

Zubereitung:

Heizen Sie den Ofen auf 180 Grad vor und streichen Sie ein Backblech mit Öl aus. Schneiden Sie den Mozzarella in feine Scheiben und legen Sie das Backblech damit dicht aus. Behalten Sie den restlichen Käse für den späteren Belag. Nun verrühren Sie den Frischkäse, die Eier, den Parmesan, den Knoblauch und die Sahne miteinander und gießen die Masse über den Mozzarella. Lassen Sie alles für ca. 30 Minuten auf der tiefsten Stufe backen. Nach diesen 30 Minuten streichen Sie die Tomatensauce (oder fertige Pizzasauce) auf den Boden und belegen die Pizza mit Schinken und weiteren Zutaten (je nach Gusto). Lassen Sie die Pizza weitere 10 bis 15 Minuten backen, bis sie schön knusprig ist. Pizza, wie Sie sie noch nicht kannten.

4.3 Extra Low Carb-Lasagne

375,2 Kcal | 1568,6 kJ | 41 Eiweiß (g) | 17 Fett (g) | 9,7 KH (g) pro Portion

Zutaten (für 4 Portionen):

- ½ kg Hähnchenbrustfilet
- 1 Liter Tomatenpüree
- 3 EL Dinkel-Vollkornmehl

- 1 EL Butter
- 1 Prise Muskatnuss
- 1 Dose Tomaten, gehackt
- 1 Bund Suppengemüse
- 1 Zwiebel frisch
- 2 Knoblauchzehen, frisch
- 0.125 l Rotwein, trocken
- 2 Lorbeerblätter
- 1 EL Majoran, getrocknet
- 1 EL Oregano, getrocknet
- 1 Prise Thymian, getrocknet
- 1 Zucchini
- 1 Aubergine, frisch
- 0.25 kg Blattspinat, frisch
- 1 Tomate
- 150 g Büffelmozzarella
- 0.25 l Milch
- Salz
- Pfeffer

Zubereitung:
Schälen und waschen Sie die Zwiebel und schneiden Sie diese dann klein. Raspeln Sie außerdem das Suppengemüse grob und braten Sie beides in einer Pfanne mit etwas Öl an. Anschließend geben Sie das Fleisch mit in die Pfanne und verrühren alles gut miteinander. Nun geben Sie den Majoran, die Lorbeerblätter, Oregano und Thymian mit dazu und löschen das Ganze mit Rotwein ab. Jetzt geben Sie das Tomatenpüree, die gehackten Tomaten, Salz und Pfeffer dazu und lassen alles auf mittlerer Stufe köcheln. Erhitzen Sie in einer weiteren Pfanne die Butter, geben Sie etwas Dinkelmehl dazu und lassen Sie beides kurz anrösten. Nun geben Sie die Milch und eine Prise Muskatnuss dazu und verrühren das Ganze, bis eine dicke Sauce entsteht. Anschließend schneiden Sie die Zucchini und die Aubergine in dicke Längsstreifen und

legen eine Auflaufform mit den Zucchinistreifen aus. Verstreichen Sie 2 Kellen der Bolognese darauf und eine Kelle Bechamel. Nun legen Sie die Auberginenstreifen darauf und verteilen den Blattspinat darüber. Anschließend wiederholen Sie den Schritt. Bolognese, Bechamel, Auberginenstreifen, Blattspinat. Verteilen Sie jetzt die Tomate und den Büffelmozzarella darauf und geben Sie die Lasagne für ca. 2 Minuten bei 180 Grad in den Ofen. Dieses Gericht gehört zu meinen Favoriten.

4.4 15 Minuten Hähnchenbrustfilet mit Spiegelei

546,5 Kcal | 2284 kJ | 77,4 Eiweiß (g) | 24,3 Fett (g) | 5 KH (g) pro Portion

Zutaten (für 1 Portion):

- 3 Eier
- 250g Hähnchenbrustfilet
- 1 Tomate

Zubereitung:

Erhitzen Sie etwas Öl in einer Pfanne und schneiden Sie währenddessen die Tomate klein. Schneiden Sie außerdem das Hähnchenfilet in 3 flache Scheiben. Geben Sie das Filet nun in die Pfanne und lassen Sie es für einige Minuten auf beiden Seiten anbraten. Anschließend bereiten Sie die Spiegeleier in einer weiteren Pfanne zu. Legen Sie die Filetstücke auf einen Teller, geben Sie die Tomatenscheiben darauf und schichten Sie je ein Spiegelei auf jedes Filetstück. Zum Schluss würzen Sie das Gericht mit Salz und Pfeffer. Ein tolles Gericht, für das man nur 15 Minuten benötigt.

4.5 Chili Sin Carne

99,5 Kcal | 415,4 kJ | 6,7 Eiweiß (g) | 3,9 Fett (g) | 8,6 KH (g) pro Portion

Zutaten (für 4 Portionen):

- 1 Zucchini
- 2 Karotten
- 125 g Soja-Geschnetzeltes
- 300 ml Gemüsebrühe
- 1 Chili
- 1 Dose Tomaten, gehackt
- 1 Zwiebel
- 2-3 Knoblauchzehen
- 3 EL Tomatenmark
- etwas geriebener Käse
- Olivenöl
- Salz
- Pfeffer

Zubereitung:

Erhitzen Sie 300 ml Gemüsebrühe und geben Sie das Soja-Geschnetzelte in die Brühe. Lassen Sie das Ganze für ca. 20 Minuten quellen und schneiden Sie währenddessen die Zwiebel, den Knoblauch und die Zucchini in kleine Stücke. Reiben Sie außerdem die Karotten mit einem Küchenhobel. Geben Sie nun die geriebenen Karotten, die Zwiebel, den Knoblauch, Chili und Tomatenmark in eine Pfanne und braten Sie alle Zutaten mit etwas Olivenöl an. Danach nehmen Sie das Soja-Geschnetzelte aus der Brühe und drücken es zB. mit einem Küchentuch vorsichtig aus. Das Geschnetzelte geben Sie jetzt ebenfalls in die Pfanne, löschen alles mit Wasser ab und geben die gehackten Tomaten dazu. Zum Schluss geben Sie die Zucchinistücke dazu und schmecken das Chili mit Pfeffer und Salz ab. Bevor Sie das Chili servieren, bestreuen Sie es mit dem geriebenen Käse. Eine tolle vegetarische Variante.

4.6 Knusper-Hähnchen italienischer Art

202,9 Kcal | 849,4 kJ | 28,6 Eiweiß (g) | 7,1 Fett (g) | 4,4 KH (g) pro Portion

Zutaten (für 1 Portion):

- 1 Hähnchenbrust
- 1 Knoblauchzehe
- 1 Chilischote
- ¼ TL Rosmarin, getrocknet
- ½ EL Olivenöl
- 15 ml Balsamico-Essig

Zubereitung:

Hacken Sie den Knoblauch und die Chilischote klein und mischen sie beides mit Rosmarin, Salz und Pfeffer. Nun beträufeln Sie die Hähnchenbrust mit Öl und reiben sie von beiden Seiten mit der Gewürzmischung ein. Geben Sie das Fleisch jetzt in die Pfanne und lassen Sie es von jeder Seite ca. 6 Minuten braten. Rühren Sie etwa 1 EL Wasser mit ein, falls der Bratensaft am Pfannenboden haftet. Zum Schluss beträufeln Sie die Hähnchenbrust noch mit etwas Balsamico-Essig. Zu diesem Gericht passt auch ein frischer Salat.

4.7 Brokkoli-Hackfleisch-Auflauf

653,2 Kcal | 2734 kJ | 31,3 Eiweiß (g) | 54 Fett (g) | 9 KH (g) pro Portion

Zutaten (für 4 Portionen):

- 250 g Rinderhackfleisch
- 200 g Käse, geriebenen
- 2 Eier
- 500 g Brokkoli
- 1 Becher Sahne
- 1 Becher Schmand

- Salz
- Pfeffer

Zubereitung:
Würzen Sie das Hackfleisch mit Salz und Pfeffer und braten Sie es an. Nun schneiden Sie den Brokkoli in kleine Röschen und lassen diesen kurz in Salzwasser kochen. Achten Sie darauf, dass der Brokkoli bissfest bleibt. Fetten Sie jetzt die Auflaufform und schichten Sie das Hackfleisch und den Brokkoli auf. Verrühren Sie die Sahne mit den Eiern, dem Käse, dem Schmand und würzen Sie das Ganze mit Salz und Pfeffer. Anschließend geben Sie die Sauce in die Auflaufform. Backen Sie den Auflauf bei 180 Grad für 30 Minuten. Tipp: Decken Sie den Auflauf zu Beginn mit Alufolie ab, bevor Sie ihn in den Ofen geben.

4.8 Chicken-Cheeseburger

241 Kcal | 1008 kJ | 39,5 Eiweiß (g) | 6,9 Fett (g) | 5,1 KH (g) pro Burger

Zutaten (für 2 Burger):
- 300 g Hähnchenbrustfilets
- 5 Kopfsalatblätter
- 2 EL Naturjoghurt
- 1 Zwiebel, rot
- Pfeffer
- 1 Tomate
- 2 Scheiben Gouda
- Kräuter (nach Wahl)
- 2 TL Tomatenmark
- Salz

Zubereitung:
Hacken Sie das Hähnchenfleisch klein und verrühren Sie es mit einem Teil der roten Zwiebel und den Gewürzen. Nun formen Sie aus dem gehackten Hähnchenfleisch einen ovalen Burger und braten diesen an.

Ist das Fleisch durchgebraten, legen Sie Zwiebelringe, die Tomatenscheiben und den Käse darauf. Setzen Sie einen Deckel auf die Pfanne, damit der Käse anschmilzt. Nun legen Sie die Kopfsalatblätter auf einen Teller. Rühren Sie außerdem eine Soße aus 2 EL Naturjoghurt und etwas Tomatenmark und verteilen Sie diese auf den Salatblättern. Zum Schluss setzen Sie den Burger darauf. Der Low-Carb-Burger, bei dem Sie das Brot nicht vermissen werden.

4.9 Schnelle Puten-Pfanne

464,4 Kcal | 1941 kJ | 68,7 Eiweiß (g) | 19 Fett (g) | 0,9 KH (g) pro Portion

<u>Zutaten (für 2 Portion):</u>

- 1 Fetakäse
- 1 Dose Champignons
- 500 g Putengeschnetzeltes
- 1-2 EL Ajvar
- 4 EL Olivenöl
- Basilikum

<u>Zubereitung:</u>

Erhitzen Sie reichlich Olivenöl in einer Pfanne und geben Sie das Putengeschnetzelte dazu. Braten Sie es von allen Seiten scharf an und reduzieren Sie die Hitze der Herdplatte. Jetzt geben Sie die Champignons dazu. Sollten diese zu groß sein, schneiden Sie sie vorher in Scheiben. Zerbröseln Sie den Fetakäse, geben Sie ihn mit in die Pfanne und lassen Sie ihn vollständig schmelzen. Anschließend rühren Sie das Ajvar unter und schmecken das Ganze mit Pfeffer und Salz ab. Haben Sie das Gericht angerichtet, geben Sie noch etwas frisches Basilikum darauf. Sehr einfach und schnell zubereitet, ein wahrer Genuss.

4.10 Low-Carb Minutensteaks mit Sauce

517,3 Kcal | 2163,7 kJ | 48,2 Eiweiß (g) | 32,7 Fett (g) | 3,8 KH (g) pro Portion

Zutaten (für 4 Portion)

- 8 Minutensteaks
- 2 Eier, hartgekocht
- 1 EL Senf
- 200 ml Cola Light/Coke Zero
- 50 ml Sonnenblumenöl
- 150 g Kräuter (zB. Schnittlauch, Petersilie, Kresse usw.)
- 100 g Sahne, sauer
- 200 g Joghurt, 1,5 %
- Olivenöl
- Salz
- Pfeffer

Zubereitung:

Geben Sie die Cola auf tiefe Teller und legen Sie die Minutensteaks für etwa 5 Stunden darin ein. Wenden Sie die Steaks zwischendurch ab und an. Würzen Sie die Steaks anschließend mit Salz und Pfeffer und braten Sie diese nun in einer Pfanne mit Olivenöl. Verrühren Sie das Eigelb, den Senf und das Sonnenblumenöl in einer Schüssel zu einer gleichmäßigen Masse. Anschließend hacken Sie die Kräuter klein, pürieren diese zusammen mit der sauren Sahne und dem Joghurt in einer weiteren Schüssel und geben die Kräuter-Sahne-Mischung zu der Eier-Senf-Mischung hinzu. Schmecken Sie die Sauce mit Salz und Pfeffer ab und servieren Sie das Gericht. Zu diesem Gericht passt perfekt ein kleiner Salat.

5. Gemüse

5.1 Zucchini Mediterran mit Spinat und Tomate

85,5 Kcal | 356 kJ | 4,1 Eiweiß (g) | 5,2 Fett (g) | 5 KH (g) pro Portion

Zutaten (für 2 Portionen):

- 1 Stück getrocknete Tomate (in Salz eingelegt)
- 1 Zucchini, mittelgroß
- 100 g Spinat, TK
- 2 Tomaten, mittelgroß
- ½ Paprika, grün
- 1 TL Sesamsaat
- 1 EL Tomatenmark
- ½ Knoblauchzehe
- Muskat
- Olivenöl
- Salz
- Pfeffer

Zubereitung:

Heizen Sie den Ofen auf 100 Grad vor. Nun waschen Sie die Zucchini und entfernen das obere und untere Ende der Zucchini. Schneiden Sie jetzt die Zucchini in vier gleich große Teile. Schneiden Sie außerdem 2 Scheiben (ca. 0,5 cm dick) ab und legen Sie diese beiseite. Anschließend höhlen Sie die Zucchini mit einem Löffel aus und heben das Fruchtfleisch auf. Jetzt schneiden Sie das Fruchtfleisch und die 2 Zucchinischeiben in grobe Würfel. Die Tomaten und Paprika würfeln Sie ebenfalls. Hacken Sie außerdem den Knoblauch und die getrocknete Tomate fein und tauen Sie den Spinat auf. Setzen Sie danach einen großen Topf mit ca. 2 TL Salz auf und bringen Sie das Wasser zum kochen. Kochen Sie die ausgehöhlten Zucchinistücke für ca. 5 Minuten darin und stellen Sie diese dann in den vorgeheizten Ofen, um die Zucchinistücke warm zu halten. Jetzt geben Sie das Zucchinifruchtfleisch in einen Topf und rühren etwa ¼ des gehackten Knoblauchs unter. Gießen Sie das Ganze mit Wasser auf, sodass die Zucchini bedeckt ist. Geben Sie etwas Pfeffer, eine Prise Muskat und 1 TL Salz dazu, lassen Sie das Wasser aufkochen und die Zucchini-Knoblauch-Mischung für etwa 5 Minuten köcheln. Gießen Sie anschließend das Zucchini-Fruchtfleisch ab und fangen Sie das Kochwasser dabei auf. Jetzt pürieren Sie das Zucchinifruchtfleisch in dem Topf und geben nach und nach immer mehr von dem Kochwasser dazu, bis schließlich die gewünschte Sämigkeit der Sauce erreicht ist. Erhitzen Sie nun etwas Öl in einer Pfanne und geben Sie die restlichen Zutaten (Paprika, Spinat, Tomaten, Knoblauch, 1 Prise Salz, Sesamsaat, Tomatenmark) mit in die Pfanne und lassen Sie alles kurz anschwitzen. Zum Schluss nehmen Sie die ausgehöhlten Zucchinistücke aus dem Ofen, richten diese auf den Tellern an und füllen Sie mit dem Pfannengemüse. Anschließend geben Sie die Sauce darüber. Ein tolles Gericht, das sehr leicht und perfekt für den Sommer geeignet ist.

5.2 Schnelle Champignon-Pfanne mit Frischkäse

414,3 Kcal | 1730,5 kJ | 15 Eiweiß (g) | 34,1 Fett (g) | 11 KH (g) pro Portion

Zutaten (für 2 Portionen):

- 250 g Frischkäse mit Kräutern
- 500 g Champignons, frisch
- 2 Bund Frühlingszwiebeln
- 1 Knoblauchzehe
- Gemüsebrühe
- Olivenöl
- Pfeffer

Zubereitung:

Putzen Sie die Champignons und scheiden Sie diese in Scheiben. Hacken Sie außerdem die Frühlingszwiebeln und den Knoblauch klein. Jetzt braten Sie alle 3 Zutaten in einer Pfanne mit heißem Olivenöl an, bis das Gemüse goldbraun ist. Je nachdem wie flüssig Sie die Sauce haben möchten, gießen Sie etwas Gemüsebrühe hinzu. Lassen Sie das Ganze auf mittlerer Hitze köcheln, rühren Sie den Frischkäse ein und lassen Sie diesen ein wenig einkochen. Schmecken Sie das Gericht zum Schluss mit Pfeffer ab. Ein schnelles Essen, das sie je nach Saison auch mit anderen Pilzen kochen können.

5.3 Köstlicher Gemüseauflauf

294,6 Kcal | 1232 kJ | 12,3 Eiweiß (g) | 22,3Fett (g) | 10,2 KH (g) pro Portion

Zutaten (für 3 Portionen):

- 1 Paprikaschote, rot
- 2 Tomaten
- 1 Zucchini
- 1 Knoblauchzehe
- 2 Möhren
- 2 Zwiebeln
- 1 Kohlrabi
- 1 Bund Basilikum oder 2 EL Basilikum, getrocknet
- Salz
- Pfeffer
- 8 EL Rapsöl
- 2 Mozzarella oder 150 g Emmentaler, geriebenen
- etwas Butter

Zubereitung:

Schälen Sie zunächst die Zwiebeln, Kohlrabi und die Möhren. Vierteln Sie nun den Kohlrabi und hobeln Sie ihn in feine Scheibchen. Halbieren Sie die Zwiebeln und schneiden Sie sie in Längsstreifen. Die Möhren schneiden Sie ebenfalls in sehr feine Streifen. Geben Sie die Zwiebeln, den Kohlrabi und die Möhren nun in eine Schüssel, vermengen Sie alles gut miteinander und stellen Sie die Schüssel vorerst beiseite. Waschen Sie nun die Paprika, die Zucchini und die Tomaten. Vierteln Sie zunächst die Paprika und schneiden Sie sie in ca. 0,5 cm breite Streifen. Die

Tomaten und die Zucchini schneiden Sie in ca. 0,5 cm breite Scheiben. Zum Schluss schneiden Sie den Mozzarella ebenfalls in Scheiben und stellen auch diese Zutaten vorerst beiseite. Fetten Sie jetzt eine Auflaufform mit etwas Butter ein und heizen Sie den Backofen auf 220 Grad vor. Schälen Sie die Knoblauchzehe, pressen Sie diese durch eine Knoblauchpresse und verrühren Sie das Knoblauchöl mit dem fein gehackten Basilikum in einer Schüssel. Würzen Sie diese Mischung mit Salz und Pfeffer. Geben Sie jetzt das Gemüse (Möhren, Kohlrabi, Zwiebeln) in die Auflaufform, sodass der Boden bedeckt ist. Würzen Sie den Gemüseboden jetzt kräftig mit Salz und Pfeffer und beträufeln Sie ihn mit etwas Knoblauch-Basilikum-Öl. Anschließend verteilen Sie die Tomaten, Paprika und Zucchini gleichmäßig darüber und geben ebenfalls Pfeffer und das restliche Knoblauch-Basilikum-Öl darauf. Abschließend bedecken Sie den Auflauf mit den Mozzarellascheiben bzw. mit dem geriebenen Emmentaler gleichzeitig und lassen den Auflauf für ca. 30 bis 35 Minuten auf mittlerer Schiene backen. Wenn Sie das Gemüse etwas weicher mögen, dann lassen Sie den Auflauf für 5 bis 10 Minuten länger im Ofen.

5.4 Spargel-Käse-Omlett

533,7 Kcal | 2233 kJ | 30,1 Eiweiß (g) | 39,3 Fett (g) | 12,9 KH (g) pro Portion

Zutaten (für 2 Portionen):

- 250 ml Milch
- 8 Stangen Spargel
- 4 Scheiben Käse (Scheibletten)
- 3 Eier
- 75 g Mehl
- 2 EL Öl
- Paprikapulver
- Petersilie
- Salz
- Pfeffer

Zubereitung:

Verrühren Sie die Milch, die Eier und das Mehl zu einem glatten Teig und würzen Sie diesen. Nun lassen Sie den Spargel für ca. 3 Minuten in heißem Wasser blanchieren. Braten Sie den Spargel anschließend in einer Pfanne ohne Öl von allen Seiten an, nehmen Sie ihn heraus und stellen Sie ihn vorerst beiseite. Backen Sie nun mit je 1 EL Öl aus dem Teig 2 Omletts. Auf jedes Omlett geben Sie 2 gezupfte Scheibletten und vier Stangen Spargel. Rollen Sie das Ganze auf und schneiden Sie es jeweils in 4 gleich große Stücke. Lassen Sie das Ganze für 15 Minuten bei 150 Grad backen. Perfekt für die Spargelliebhaber unter uns.

5.5 Low Carb Ratatouille

101,7 Kcal | 423,2 kJ | 5,5 Eiweiß (g) | 3,8 Fett (g) | 10,5 KH (g) pro Portion

Zutaten (für 4 Portionen):

- 2 Zwiebeln
- 4 Zucchini
- 1 Aubergine
- 1 Paprikaschote, gelb
- 3 Knoblauchzehen
- 4 Fleischtomaten
- 2 Paprikaschoten, rot
- 3 EL Olivenöl
- Koriander
- 125 ml Gemüsebrühe
- 1 Handvoll Basilikum
- Salz
- Pfeffer

Zubereitung:

Waschen Sie die Aubergine und schneiden Sie den Stiel ab. Nun Schneiden Sie die Aubergine in dicke Scheiben und salzen diese von beiden Seiten. Lassen Sie die Aubergine für ca. 30 Minuten in Wasser ziehen. Währenddessen waschen Sie die Zucchinis, trennen den Anfang und das Ende ab und schneiden sie ebenfalls in dicke Scheiben. Schälen Sie jetzt die Zwiebeln und hacken Sie diese klein. Die Paprikaschoten und die Tomaten ebenfalls waschen, halbieren, entkernen und in breite Streifen schneiden. Mit einem Küchentuch tupfen Sie jetzt die Auberginenscheiben trocken. Erhitzen Sie ca. 2 EL Olivenöl und braten Sie die Auberginenscheiben von beiden Seiten kurz an. Nehmen Sie die Auberginenscheiben danach aus der Pfanne und stellen Sie diese beiseite. Geben Sie die Paprika- und Zucchinistreifen und die Zwiebeln in die Pfanne. Das restliche Öl in der Pfanne sollte genügen. Braten Sie das Ganze mit der Restwärme kurz an und nehmen Sie die Pfanne von der Herdplatte. Braten Sie nun die Knoblauchzehen in einem Topf an und geben Sie danach das Gemüse und die Gemüsebrühe dazu. Lassen Sie das Gemüse zugedeckt und bei mittlerer Hitze für etwa 30 Minuten dünsten. Geben Sie danach die Tomaten dazu und lassen Sie alles für weitere 15 Minuten köcheln. Zum Schluss schmecken Sie das Ratatouille mit Salz, Pfeffer und Koriander ab. Beim Servieren streuen Sie etwas Basilikum auf das Gericht.

5.6 10 Minuten Gemüse-Quark-Auflauf

139,5 Kcal | 582,4 kJ | 19,5 Eiweiß (g) | 2,9 Fett (g) | 8,2 KH (g) pro Portion

Zutaten (für 2 Portionen):

- 1 Ei
- 250 g Quark
- 100 g Paprika
- 1 kleine Zwiebel
- 100 g Zucchini
- Schnittlauch
- Petersilie
- Öl
- Salz

- Pfeffer

Zubereitung:

Heizen Sie den Ofen auf 180 Grad vor. Waschen Sie die Paprika und die Zucchini und schneiden Sie diese in kleine Würfel. Hacken Sie außerdem den Schnittlauch und die Petersilie klein. In einer Schüssel verquirlen Sie jetzt das Ei und geben den Quark, die Zwiebel, das Gemüse und die Gewürze dazu und verrühren alles gut miteinander. Fetten Sie nun eine Auflaufform mit Öl und lassen Sie die Masse auf mittlerer Schiene für ca. 20 bis 30 Minuten backen. Ein toller Auflauf, der sehr schnell zubereitet ist.

5.7 Paprika-Omlett

473,3 Kcal | 1981,5 kJ | 22,1 Eiweiß (g) | 38 Fett (g) | 8,8 KH (g) pro Portion

Zutaten (für 2 Portionen):

- 6 Eier
- 2 EL Milch
- 100 ml Sahne
- 3 Paprikaschoten
- 4 EL Butter
- 1 Prise Kräutersalz
- 1 Prise Zucker
- 4 Pfefferkörner, gemörsert
- Muskat, frisch gerieben
- 2 EL Petersilie, TK

Zubereitung:

Waschen Sie die Paprika und schneiden Sie diese in Längsstreifen. Dünsten Sie diese in 2 EL Wasser oder Butter kurz an und geben Sie eine Prise Kräutersalz und eine Prise Zucker dazu. Nun verquirlen Sie die Milch mit der Sahne in einer extra Schüssel und schmecken das Ganze mit Salz, Muskat, Pfeffer und 2 EL Petersilie ab. Das restliche Wasser bzw. Butter (von der Paprika) erhitzen Sie in einer beschichteten Pfanne und geben die Hälfte der Eimasse dazu. Bei mittlerer Hitze lassen Sie die Masse leicht stocken und verteilen die Hälfte der Paprikastreifen auf dem Omlett. Decken Sie die Pfanne ab und lassen Sie alles garen. Anschließend rollen Sie das Omlett in der Pfanne samt der Paprika auf. Das machen Sie nun ebenfalls mit der restlichen Eimasse. Ist ihre Pfanne groß genug, können Sie natürlich auch ein einziges Omlett machen. Zum Schluss schneiden Sie das Omlett in 3 bis 4 Scheiben. Dieses Gericht kann man auch wunderbar lauwarm oder kalt genießen.

5.8 Kohlrabi-Spaghetti mit Tofu

172,5 Kcal | 722 kJ | 16 Eiweiß (g) | 7,5 Fett (g) | 9,2 KH (g) pro Portion

Zutaten (für 2 Portionen):
- 1 Paprika, gelb
- 1 Bund Schnittlauch
- 1 TL Kurkuma Gewürz, gemahlen
- 4 Kohlrabi
- 1 Zwiebel
- ½ Zitrone
- 150 g Tofu, fest
- Salz
- Pfeffer

Zubereitung:

Zerbröseln Sie den Tofu mit einer Gabel und braten Sie ihn in einer Pfanne goldgelb an. Währenddessen hacken Sie die Zwiebel klein, geben diese mit in die Pfanne und würzen alles unter ständigem Rühren mit Kurkuma. Waschen und würfeln Sie anschließend die Paprika und geben Sie diese mit in die Pfanne. Jetzt schälen Sie den Kohlrabi und schneiden ihn mit einem Spiralschneider zu Spaghetti. Geben Sie den Kohlrabi mit in die Pfanne, salzen Sie alles und lassen Sie das Ganze bei geschlossenem Deckel dünsten. Schneiden Sie den Schnittlauch klein und vermischen Sie ihn mit dem ausgepressten Zitronensaft. Wenn der Kohlrabi fertig gedünstet ist (sollte noch bissfest sein), stellen Sie die Herdplatte aus und geben Sie die Schnittlauch-Zitronen-Mischung in die Pfanne. Verrühren Sie alles gut und schmecken Sie das Ganze mit Pfeffer und Salz ab.

5.9 Blumenkohl-Gratin

902,8 Kcal | 3775,4 kJ | 29,9 Eiweiß (g) | 77,6 Fett (g) | 15,4 KH (g) pro Portion

Zutaten (für 1 Portion):

- 400 g Blumenkohl
- 80 g Gouda, gerieben
- Salz
- weißer Pfeffer
- 125 g Crème Fraîche
- 6 EL Schlagsahne, 30 % Fett
- Muskatnuss, gerieben

Zubereitung:

Waschen Sie den Blumenkohl und zerteilen Sie ihn in Röschen. Geben Sie den Blumenkohl anschließend in einen Topf mit reichlich Salzwasser und lassen Sie ihn für 5 bis 7 Minuten kochen. Nun heizen Sie den Backofen auf 180 Grad bei Ober und Unterhitze vor. Währenddessen verrühren Sie die Crème Fraîche, den Käse und die Sahne zu einer Sauce und würzen diese mit Salz und etwas weißem Pfeffer. Geben Sie außerdem etwas Muskatnuss dazu. Geben Sie nun den Blumenkohl in eine Auflaufform und gießen Sie die Käsesauce darüber. Lassen Sie den Blumenkohl für etwa 15 bis 20 Minuten im Ofen gratinieren, bis er die gewünschte Bräunung erreicht hat. Wenn Sie dieses Gericht als Hauptmahlzeit genießen möchten, können Sie auch etwas gekochten Schinken oder gebratene Hähnchenbruststreifen zum Blumenkohl geben.

5.10 Möhren-Sellerie-Puffer

762,5 Kcal | 3189 kJ | 27,2 Eiweiß (g) | 56,4 Fett (g) | 27,5 KH (g) pro Portion

Zutaten (für 2 Portionen):

- 3 Eier
- ½ Zwiebel
- 90 g Crème Fraîche
- 400 g Knollensellerie, frisch
- 200 g Karotten
- 90 ml Olivenöl
- 220 g Quark, 40%
- 1 TL Johannisbrotkernmehl
- Salz
- Pfeffer

Zubereitung:

Schneiden Sie den Sellerie, die Möhren und die Zwiebeln in sehr feine Streifen und geben Sie diese in eine Schüssel. Anschließend geben Sie Olivenöl, Crème Fraîche, Eier, Salz, Pfeffer und das Johannisbrotkernmehl dazu und verrühren alles gut miteinander. Geben Sie zum Schluss den Teig portionsweise in eine Pfanne mit reichlich Olivenöl und backen Sie die Puffer aus. Tipp: Geben Sie auf die Puffer etwas Kräuterbutter für einen besonderen Geschmack.

6. FISCH

6.1 Wildlachs auf Gemüsespaghetti

291,4 Kcal | 1218 kJ | 51,4 Eiweiß (g) | 5,8 Fett (g) | 7 KH (g) pro Portion

Zutaten (für 2 Portionen):

- 500 g Wildlachs
- Salz
- Knoblauchpfeffer
- Muskatnuss
- Kräutersalz
- 1 EL Halbfettbutter
- Pfeffer
- Limettensaft
- 2 kleine Zucchini
- 1 halbe Steckrübe
- Öl

Zubereitung:

Pressen Sie eine Limette aus und träufeln Sie den Saft über den Lachs. Anschließend würzen Sie den Fisch mit Salz und Pfeffer von beiden Seiten und lassen ihn ziehen. Nun waschen Sie die 2 Zucchini und schneiden den Anfang und das Ende ab. Halbieren Sie die Zucchinis und drehen Sie diese durch den Spiralschneider. Nun waschen und halbieren Sie die Steckrübe. Schälen Sie eine Hälfte und schneiden Sie sie in kleine Stücke, damit sie ebenfalls durch den Spiralschneider passen. Jetzt erhitzen Sie eine Pfanne mit Öl und braten den Lachs von jeder Seite 3 bis 4 Minuten an. Währenddessen erhitzen Sie die Butter in einer Pfanne (oder Wok) und schwenken die Gemüsespaghetti darin, bis der Fisch gar ist. Schmecken Sie das Gemüse mit Knoblauchpfeffer, Kräutersalz und Muskatnuss ab. Ein schmackhaftes Gericht, das ich Ihnen nur empfehlen kann.

6.2 Low Carb Lachsfrikadellen

402,3 Kcal | 1682,5 kJ | 52 Eiweiß (g) | 20,5 Fett (g) | 2,5 KH (g) pro Portion

Zutaten (für 2 Portionen):

- 200 g Räucherlachs
- 250 g Wildlachs
- 1 kleine Zwiebel
- 2 Eier
- 100 g Vollkornbrösel
- 1 EL Dill, gehackt
- Salz
- Pfeffer
- Knoblauchpfeffer
- Zitronenpfeffer

Zubereitung:

Waschen Sie den Wild- und Räucherlachs und hacken Sie beide sehr fein. Nun schälen Sie die Zwiebel und hacken diese ebenfalls klein (in Würfel). Mischen Sie den Fisch und die Zwiebel in einer Schüssel und geben Sie Dill, Pfeffer und Salz, die Eier, Knoblauchpfeffer, Zitronenpfeffer und die Brösel dazu. Verrühren Sie alles gut miteinander und lassen Sie das Ganze für ein paar Minuten ziehen. Danach formen Sie 8 Frikadellen. Dieses Gericht passt perfekt zu einem knackigen Salat.

6.3 Gegrillter Thunfisch mit Pesto

803,7 Kcal | 3364 kJ | 37,2 Eiweiß (g) | 67 Fett (g) | 8 KH (g) pro Portion

Zutaten (für 4 Portionen):

- 1 Zitrone
- 4 Knoblauchzehen
- 1 Bündel Basilikum
- 1 Scheibe Thunfisch (600 g)
- 50 g Pinienkerne

- ca. 80 ml Olivenöl
- Salz
- Pfeffer

Zubereitung:

Pressen Sie eine Zitrone aus und geben Sie den Zitronensaft zusammen mit Salz und Pfeffer und 4 EL Olivenöl in einen tiefen Teller. Verrühren Sie die Mischung gut und legen Sie den Thunfisch für 3 Stunden in diese Mischung. Ab und zu sollten Sie den Thunfisch wenden. Nun zerdrücken Sie den Knoblauch, die Basilikumblätter und die Pinienkerne. Geben Sie nach und nach das restliche Olivenöl dazu und verrühren Sie das Ganze zu einer cremigen Sauce. Schmecken Sie die Sauce außerdem noch mit Salz und Pfeffer ab. Heizen Sie den Ofen jetzt auf der Grillfunktion vor. Nehmen Sie den Thunfisch aus der Marinade, tropfen Sie ihn ab und lassen Sie ihn von jeder Seite für knapp 10 Minuten grillen. Anschließend servieren Sie den Thunfisch mit der Pestosauce. Tipp: Achten Sie darauf, dass der Thunfisch nicht zu trocken wird, sondern schön glasig von innen bleibt.

6.4 Leckerer Tomaten-Seelachs

118 Kcal | 493,5 kJ | 16,4 Eiweiß (g) | 3,6 Fett (g) | 4,4 KH (g) pro Portion

Zutaten (für 2 Portionen):

- 200 g Seelachs
- 2 TL Pinienkerne
- 2 TL Kapern
- 4 TL Zitronensaft
- 4 TL Olivenöl
- 4 Tomaten
- 6 Stängel Petersilie
- Salz
- Pfeffer

Zubereitung:

Waschen Sie den Seelachs und trocknen Sie ihn mit einem Küchentuch ab. Nun würzen Sie ihn mit Salz und Pfeffer von beiden Seiten und beträufeln ihn mit etwas Zitronensaft. Heizen Sie den Backofen auf 200 Grad vor und fetten Sie eine kleine Auflaufform mit 1 TL Öl ein. Anschließend waschen Sie die Tomaten, schneiden sie in dünne Scheiben und würzen Sie diese leicht mit Salz und Pfeffer. Verteilen Sie die Tomatenscheiben nun gleichmäßig in der Auflaufform. Jetzt hacken Sie die Petersilie, die Kapern und die Pinienkerne grob und vermischen die 3 Zutaten miteinander. Anschließend platzieren Sie den Seelachs auf dem Tomatenboden und geben die Masse aus Petersilie, Kapern und Pinienkernen darüber. Das restliche Öl geben Sie ebenfalls darüber und schieben die Auflaufform bei 180 Grad für 20 Minuten in den Ofen.

6.5 Lachs-Röllchen mit Spinat

353,7 Kcal | 1480 kJ | 32 Eiweiß (g) | 23,5 Fett (g) | 3,6 KH (g) pro Portion

Zutaten (für 4 Portionen):

- 2 Eier
- 200g Gouda, geraspelt
- 160g Rahmspinat, TK
- 200g Lachs, geräuchert
- 200g Frischkäse
- Salz
- Pfeffer

Zubereitung:

Verquirlen Sie den aufgetauten Spinat mit den Eiern in einer Schüssel und würzen Sie die Mischung mit etwas Salz und Pfeffer. Legen Sie anschließend ein Backblech mit Backpapier aus und verteilen Sie die Masse gleichmäßig darauf. Streuen Sie 200 g geraspelten Gouda-Käse darüber und geben Sie das Backblech für 10 bis 15 Minuten bei 200 Grad in den Ofen. Hat der Käse die gewünschte Bräunung, nehmen Sie das

Backblech aus dem Ofen und lassen Sie das Ganze komplett auskühlen. Danach streichen Sie den Frischkäse über die Gouda-Decke und belegen sie mit dem geräucherten Lachs. Formen Sie anschließend eine feste Rolle daraus und wickeln Sie diese in Alufolie. Lassen Sie die Rolle nun für etwa 8 Stunden im Kühlschrank. Anschließend schneiden Sie die Rolle in gleichmäßige Scheiben. Die Röllchen eignen sich auch prima bei einem kalten Buffet für ihre Gäste, da Sie schön handlich sind.

1. Das Perfekte Low Carb Dessert

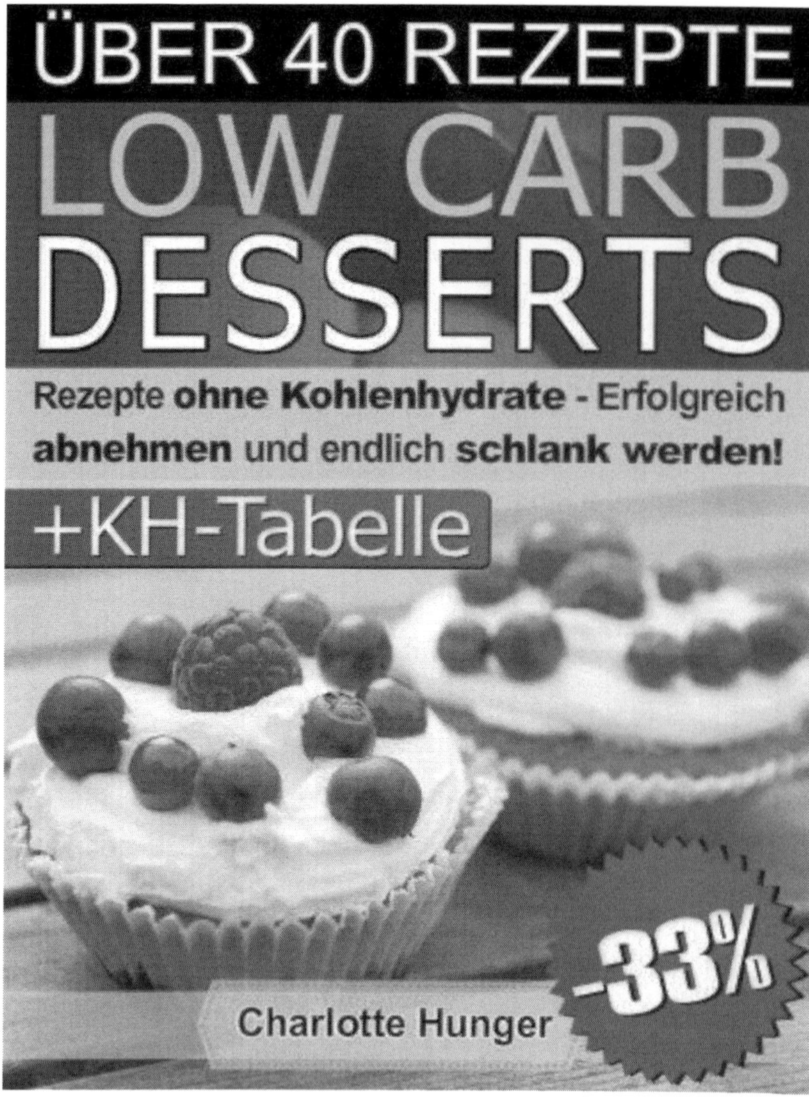

Ein leckerer Schokopudding, eine lockere Vanille-Creme, ein duftender Brownie oder ein zum dahinschmelzender Cupcake. Alles verboten! Es scheint so, als würde man auf viele leckere Süßspeisen verzichten müssen, wenn man sich Low-Carb ernähren will. Doch dem ist nicht so. Mit den folgenden Rezepten will ich Ihnen Alternativen aufzeigen, wie sie sich weiterhin Low Carb ernähren können und trotz allem nicht auf ein leckeres Dessert verzichten müssen. Sei es, dass sie sich selbst mal etwas Süßes gönnen wollen oder Sie ein leckeres Essen mit Ihren Freunden planen. Ihre Gäste werden es gar nicht bemerken, dass es sich dabei um ein Low Carb Rezept handelt. Wie Sie es aus eigener Erfahrung kennen, ist das Dessert der Gang, der einem in Erinnerung bleibt. Mit diesen Rezepten werden auch Sie kleine Köstlichkeiten auf den Tisch zaubern. Freuen Sie sich über viele großartige Rezepte. Egal ob Obstsalate, fruchtige Parfaits, Cupcakes, Brownies oder auch eine leckere Mousse au Chocolat – hier kommt jeder auf seine Kosten. Gesund, lecker und garantiert Low Carb!

Die Nährwerte aller Rezepte wurden sorgfältig von der Autorin selbst berechnet.

2. OBSTSALATE

2.1 Beeren-Obstsalat mit Zimt

219 Kcal | 916 kJ | 8,5 Eiweiß (g) | 9,5 Fett (g) | 15,5 KH (g) pro Portion

Zutaten: (für etwa 2 Portionen)

- ¼ TL Zimt
- 200 g Naturjoghurt
- 250 g Beeren (nach Wahl)
- 1 mittelgroße Orange
- 1 EL Honig
- 30 g Haselnüsse
- ½ mittelgroße Zitrone

Zubereitung:

Zunächst schneiden Sie die Zitrone und Orange auf und pressen den Saft der Früchte aus. Anschließend hacken Sie die Nüsse in kleine Stücke. Die Nüsse vermischen Sie nun mit dem Saft Das restliche Obst schneiden Sie jetzt in mundgerechte Stücke und mischen es ebenfalls unter. In eine andere Schüssel füllen Sie den Joghurt, mengen den Honig sowie den Zimt unter und verrühren den Joghurt zu einer glatten, cremigen Masse. Der letzte Schritt ist es, den angerührten Joghurt über die Früchte zu geben und alles miteinander zu vermengen. Eine schöne leckere Idee, die man mit der freien Auswahl an Beeren je nach Geschmack variieren kann.

2.2 Der Klassiker - Frischer Obstsalat

51,6 Kcal | 215,8 kJ | 1,14 Eiweiß (g) | 0,1 Fett (g) | 11,2 KH (g) pro Portion

Zutaten: (für etwa 4-6 Portionen)

- 1 EL Honig
- ½ Ananas

- 6 Erdbeeren
- 2 Clementinen
- ½ Granatapfel
- ½ Honigmelone
- 100 g Blaubeeren
- 1 Orange
- Eine Handvoll - Nussmischung (z.B. Studentenfutter)

Zubereitung:
Entkernen Sie das ganze Obst und schneiden Sie es in kleine, mundgerechte Stücke. Vermischen Sie dann das Obst miteinander. Die Nussmischung hacken Sie klein und geben diese über die Früchte. Vitaminreiche Frühlingsgefühle für den Gaumen. Ein kleiner Tipp: Ein Quark mit Proteinpulver und etwas Zimt passt perfekt dazu.

2.3 Herzhafter Melonen-Tomaten Salat

110,6 Kcal | 462,2 kJ | 1 Eiweiß (g) | 8,4 Fett (g) | 6,8 KH (g) pro Portion

Zutaten: (für ca. 6 Portionen)
- 250 g Wassermelone
- 1 ganze Honigmelone
- 250g Cherrytomaten
- 1 Bund Minze

Zutaten für das Dressing:
- 10 EL Olivenöl
- 2 Limetten
- 1 EL Honig
- Salz und Pfeffer zum Abschmecken

Zubereitung:
Zunächst waschen Sie die Tomaten und halbieren diese im Anschluss. Danach schälen die Melonen und schneiden Sie sie in kleine Würfel. Die Tomaten anschließend mit den Melonenstücken vermengen und mit

etwas Salz würzen. Die Schale anschließend mit Klarsichtfolie abdecken und 15 Minuten im Kühlschrank ziehen lassen. Für das Dressing pressen Sie zunächst die Limetten aus und verrühren den Saft anschließend mit dem Honig in einer anderen Schüssel. Nach und nach geben Sie nun langsam das Olivenöl hinzu und heben es unter den Honig-Limetten-Saft. Schmecken Sie das Dressing mit Salz und Pfeffer ab. Zum Schluss trennen Sie die Minzeblätter vorsichtig von den Stängeln und zerkleinern Sie die Blätter ein wenig. Dabei ist zu beachten, dass die Blätter nicht zu sehr zerdrückt werden. Nun holen Sie die Melonen- und Tomatenwürfel aus dem Kühlschrank und geben das Dressing darüber. Alles gut miteinander vermengen. Zum Schluss die Minzeblätter darüber streuen und langsam unterheben. Fertig ist eine herzhafte Variante, die vor allem sehr gut zu gegrilltem Huhn passt.

2.4 Griechischer Obstsalat

169,7 Kcal | 709,6 kJ | 7,2 Eiweiß (g) | 10 Fett (g) | 12,2 KH (g) pro Portion

Zutaten: (für ca. 4 Portionen)
- 400 g griechischer Joghurt
- 3 EL Honig
- 4 EL Mandelblättchen
- 3 Kiwis
- 2 Orangen
- 1 Blutorange
- 1 kleine Dose Ananas in Stücken, ungezuckert

Zubereitung:

Verteilen Sie die Ananasstücke mit dem Saft auf vier Dessertschalen. Schälen Sie die Kiwis und schneiden Sie diese in Scheiben. Die Orangen nun mit einem scharfen Messer schälen. Entfernen Sie die weiße Haut mit einem Messer und nehmen Sie die Orangen-Scheiben (Ecken) einzeln heraus. Danach die Orangen-Ecken in kleine Stücke schneiden und den austretenden Saft mit auffangen. Nun mischen Sie die

Orangenstücke mit den Kiwis in einer Schale. Den aufgefangenen Orangensaft mit einem Esslöffel Honig verrühren und über das Obst geben. Anschließend verteilen Sie die Orangen-Kiwi-Mischung auf die vier Schälchen und schichten diese auf die Ananasstücke. Den restlichen Honig vermengen Sie nun mit dem Joghurt und lassen ihn ein paar Minuten ziehen. In der Zwischenzeit geben Sie die Mandelblättchen in eine Pfanne und rösten diese ganz leicht (ohne Fett) in der Pfanne an. Seien Sie vorsichtig, denn bei zu starker Hitze können die Mandelblättchen schnell verbrennen. Nun geben Sie den Joghurt über die Früchte und streuen danach noch die gerösteten Mandeln über den Joghurt. Eine schnelle und leckere Idee für einen köstlichen Obstsalat mit einem Touch der griechischen Küche.

2.5 Sommerlicher Obstsalat mit Zitronenmelisse

352 Kcal | 1,9 kJ | 6,7 Eiweiß (g) | 0 Fett (g) | 17,2 KH (g) pro Portion

<u>Zutaten</u>: (für ca. 2 Portionen)
- 200 g Erdbeeren
- 100 g Stachelbeeren
- 2 Nektarinen
- 4 EL Orangensaft (gerne auch frisch gepresst)
- 1 EL Orangenmarmelade oder Aprikosenkonfitüre
- kleiner Bund frische Zitronenmelisse-Blättchen

<u>Zubereitung:</u>

Zunächst waschen Sie die Erdbeeren und schneiden diese in mundgerechte Stücke. Im Anschluss waschen Sie die Nektarinen, reiben sie trocken und entfernen die Kerne. Schneiden Sie die Nektarinnenhälften nun in dünne Spalten. Die Stachelbeeren ebenfalls waschen und nach Wunsch ganz lassen oder ebenfalls halbieren. Die vorbereiteten Früchte geben Sie nun zusammen in eine Schüssel. In einer weiteren Schüssel verrühren Sie den Orangensaft mit der Marmelade. Die Saft-Marmeladen- Mischung geben Sie jetzt vorsichtig über die Früchte. Am besten träufeln Sie den Saft langsam über die Früchte und mischen ihn vorsichtig unter. Nun stellen Sie die Schüssel für ca. 10 Minuten in den Kühlschrank und lassen ihn in Ruhe ziehen. Nach den 10 Minuten nehmen Sie den Salat aus dem Kühlschrank und vermengen ihn nochmals. Die Zitronenmelisse-Blättchen waschen und den Salat damit garnieren. Seien Sie vorsichtig, dass Sie nicht zu viele Blätter nehmen, da der Geschmack sehr intensiv sein kann. Am besten ist es, wenn Sie zunächst weniger Blätter nehmen, den Salat damit vermengen und ihn abschmecken. So können Sie nach Belieben noch mehr Blätter im Anschluss hinzufügen. Eine leckere, sehr erfrischende Version des typischen Obstsalats. Guten Appetit!

2.6 Exotischer Obstsalat mit feinen Bio-Kokosraspeln

121,7 Kcal | 508,5 kJ | 1,2 Eiweiß (g) | 6 Fett (g) | 13,7 KH (g) pro Portion

Zutaten: (für ca. 3 – 4 Portionen)
- Saft aus ½ Zitrone
- 2 Kiwis
- ½ Ananas
- ½ Wassermelone, mittelgroß
- 1 Papaya
- 7 EL Bio-Kokosraspeln

Zubereitung:
Zunächst schälen Sie die Ananas und schneiden Sie sie in mundgerechte Stücke. Die Wassermelone ebenfalls schälen und in Stücke schneiden. (Wenn Sie keine kernlose Melone gekauft haben, versuchen sie so viele Kerne wie möglich zu entfernen). Die Papaya ebenfalls schälen und entkernen. Waschen Sie die Kiwis, schälen Sie diese und schneiden Sie sie im Anschluss in dünne Scheiben. Danach vermengen Sie das gesamte Obst in einer Schüssel. Jetzt geben Sie den Saft der gepressten halben Zitrone über das Obst und lassen es ca. 10 Minuten ziehen. Wenn Sie den Salat gekühlt genießen wollen, stellen Sie die Schüssel für ca. 10 bis 15

Minuten in den Kühlschrank. Nachdem Sie den Salat aus dem Kühlschrank geholt haben, streuen Sie die Bio-Kokosraspeln über den Salat und heben diese vorsichtig unter. Für alle Kokos-Liebhaber ein wahrer Genuss.

2.7 Obstsalat mit Vanillesoße

132,8 Kcal | 552 kJ | 5,5 Eiweiß (g) | 1,8 Fett (g) | 17,8 KH (g) pro Portion

<u>Zutaten:</u> (für ca. 2 Portionen)
- 200 ml Milch, fettarm
- 75 g Vanillepulver
- ca. 500 g Früchte (nach Wahl)

<u>Zubereitung:</u>
Das Obst, das Sie sich bei diesem Salat frei aussuchen können, zunächst waschen und in mundgerechte Stücke schneiden. Nun richten Sie die Stücke oder Scheiben auf einem großen Teller an. Die Milch mischen Sie nun mit dem Vanillepulver. Wichtig hierbei ist, dass Sie die Vanille mit einem Schneebesen vorsichtig in die Milch einrühren. Beachten Sie dabei, umso mehr Vanillepulver Sie zu der Milch geben, desto dicker wird die entstehende Vanillesoße. Wenn die Vanillesoße fertig angerührt ist, geben Sie sie im Anschluss langsam über das Obst. Eine super Low Carb-Idee für alle die, die auf den Klassiker der Vanillesoße nicht verzichten wollen.

2.8 Obstsalat mit Quark

189,5 Kcal | 794,2 kJ | 10,8 Eiweiß (g) | 6,4 Fett (g) | 17 KH (g) pro Portion

<u>Zutaten:</u> (für 2 Portion)
- 2 TL Honig
- 250 g frisches Obst (nach Wahl)
- 1 TL Pistazien, gehackt

- 100 g Frischkäse, körnig
- 100 g Magerquark , bis max. 10 % Fett

Zubereitung:
Mischen Sie zunächst den Honig mit dem Magerquark und dem körnigen Frischkäse. Verrühren Sie alles langsam in einer Schüssel und stellen die Masse dann anschließend für ca. 15 bis 20 Minuten in den Kühlschrank. Nun waschen Sie die Früchte, die Sie sich ausgesucht haben und schneiden diese in kleine, mundgerechte Stücke. Nachdem Sie die Quark-Frischkäse-Masse aus dem Kühlschrank geholt haben, heben Sie vorsichtig die Früchte unter und lassen den Obstsalat weitere 15 Minuten ziehen, damit der Saft aus den Früchten austritt und sich mit dem Quark vermischen kann. Jetzt nochmals alles gut miteinander vermengen. Zum Schluss geben Sie die gehackten Pistazien über den Obstsalat und fertig ist ein gesundes, schmackhaftes Gericht, das auch super als Zwischenmahlzeit dienen kann.

2.9 Fruchtiger Beeren-Obstsalat Mix

41,4 Kcal | 173,6 kJ | 0,4 Eiweiß (g) | 0,2 Fett (g) | 8,8 KH (g) pro Portion

Zutaten: (für ca. 4 bis 6 Portionen)
- 3 EL Honig
- 100 ml Apfelsaft
- ½ Zitrone
- 3 Pfirsiche
- 200 g Heidelbeeren
- 100 g Himbeeren
- ¾ kg Erdbeeren
- 4 EL Pinienkerne

Zubereitung:
Der erste Schritt ist die Pinienkerne in einer Pfanne zu rösten. Achten Sie darauf, dass Sie eine beschichtete Pfanne verwenden und die Platte

nicht zu heiß ist, da die Pinienkerne sonst schnell verbrennen können. Rösten Sie die Pinienkerne nun goldgelb an und lassen Sie sie im Anschluss abkühlen. Während die Pinienkerne abkühlen fangen Sie nun damit an das Obst vorzubereiten. Enthäuten Sie als erstes die Pfirsiche. Damit Sie die Pfirsiche besser schälen können, tauchen Sie sie kurz in kochendes Wasser oder gießen Sie kochendes Wasser über die Pfirsiche. Danach lässt sich die Haut sehr einfach abziehen. Sie können als Alternative zu frischen Pfirsichen auch bereits geschälte Dosenpfirsiche verwenden. Dabei sollten Sie jedoch darauf achten, dass diese ungesüßt sind. Anschließend schneiden Sie das Pfirsichfruchtfleisch in Würfel. Nun waschen Sie die Heidelbeeren und lassen diese in einem Sieb abtropfen. Danach waschen und säubern Sie die Erdbeeren und schneiden diese ebenfalls in mundgerechte Stücke. Die Himbeeren ebenfalls waschen und trocken tupfen, da sie viel Wasser speichern können und der Obstsalat sonst zu wässrig wird. Nun vermengen Sie den Honig mit dem Apfelsaft und geben im Anschluss den Saft der halben, gepressten Zitrone hinzu. Dies machen Sie in einer separaten Schüssel. Geben Sie jetzt die Pinienkerne über die Früchte und verteilen Sie die Frucht-Pinienkern-Mischung auf 4 bis 6 Schälchen. Am Ende geben Sie das Saftgemisch über die Schälchen. Eine sehr leckere Dessert-Idee, die auch Kinder lieben.

2.10 Pikanter Obstsalat mit Petersilie und Knoblauch

43,6 Kcal | 182,2 kJ | 0,6 Eiweiß (g) | 0,06 Fett (g) | 9,6 KH (g) pro Portion

<u>Zutaten:</u> (für ca. 5 Portionen)

- 3 Äpfel
- 3 Birnen
- 2 Orangen
- 250 g Weintrauben
- 1 rote Zwiebel
- 4 Knoblauchzehen
- 150 g Petersilie

- 5 Cocktailtomaten (zum Garnieren)

Für das Dressing:

-1 Prise Zucker
- Salz und Pfeffer (zum Abschmecken)
- 1 TL Senf (gestrichen)
- 2 EL Balsamico-Essig
- 4 EL Olivenöl
- 5 EL Pinienkerne

Zubereitung:

Schälen Sie zunächst das gesamte Obst bis auf die Weintrauben und schneiden Sie es in mundgerechte Stücke. Geben Sie alles zusammen in eine Schüssel. Nun hacken Sie die Petersilie und den Knoblauch in kleine Stücke und vermengen den Knoblauch mit der Petersilie. Geben Sie das Gemisch zu dem Obst und heben Sie es vorsichtig unter. Stellen Sie das Obst-Petersilien-Knoblauch-Gemisch in den Kühlschrank, wo Sie es für ca. 10 Minuten ziehen lassen. Während dieser Zeit bereiten Sie das Dressing zu. Das Olivenöl mit dem Balsamico-Essig mischen. Danach geben Sie eine Prise Zucker hinzu und rühren den Senf unter. Hier müssen Sie bereits abschmecken und vorsichtig mit dem Senf umgehen. Zu viel kann zu einem zu starken Senfgeschmack führen. Schmecken Sie das Dressing danach noch mit Salz und Pfeffer ab. Holen Sie den Salat aus dem Kühlschrank und geben Sie das Dressing über den Salat. Heben Sie es langsam unter. Bestreuen Sie nun den Salat mit den Pinienkernen. Die Zwiebel schneiden Sie jetzt in Ringe und halbieren die Cocktailtomaten. Diese legen Sie als Dekoration auf den Salat. Ein herzhafter, pikanter Obstsalat welcher perfekt zu gegrilltem Fisch passt. Ein wahrer Hochgenuss bei heißen Sommertagen.

2.11 Hochsommerlicher Obstsalat

118,2 Kcal | 618 kJ | 2,6 Eiweiß (g) | 6,2 Fett (g) | 17,9 KH (g) pro Portion

Zutaten: (für ca. 4 Portionen)

- 12 Walnusshälften
- 200 ml Walnuss-Eiscreme, fettarm
- 4 Pflaumen
- 1 großer, säuerlicher Apfel
- 2 Zitronen
- 2 Birnen
- 75 g Weintrauben, blau
- 75 g Weintrauben, grün
- 3-4 EL Ahornsirup

Zubereitung:
Waschen Sie zunächst die Pflaumen, den Apfel, die Birnen und die Weintrauben. Danach schneiden Sie das Obst. Achten Sie darauf die Pflaumen zu entkernen, sowie den Apfel und auch die Birnen vom Kerngehäuse zu befreien. Danach schneiden Sie das Obst in mundgerechte Stücke. Die Weintrauben einfach halbieren. Achten Sie darauf, einige Birnen- und Apfelspalten zu behalten, da diese später als Dekoration für den Salat dienen sollen. Nachdem Sie das Obst gewaschen, entkernt und geschnitten haben, holen Sie nun das Eis aus dem Tiefkühlregal und lassen es langsam auftauen. Während das Eis taut, pressen Sie den Saft der Zitronen aus. Vermengen Sie in einer anderen Schüssel den Saft der Zitronen mit dem Ahornsirup und geben Sie den Saft anschließend über die Früchte. Vermengen Sie nun die Früchte mit dem Saft und verteilen Sie den Salat auf 4 Schalen. Anschließend rühren Sie die Walnusshälften unter die Eiscreme und streichen die Masse glatt. Geben sie gleichmäßig, jeweils einen Teil davon auf die vier Schalen. Die übrigen Apfel-und Birnenspalten legen Sie jetzt auf das Eis und dekorieren den Salat damit. Eine super Idee bei der man nicht auf sein leckeres Eis verzichten muss.

3. Parfaits und Joghurtkreationen

3.1 Kokos-Limetten Parfait

180,8 Kcal | 757,3 kJ | 2,8 Eiweiß (g) | 16,5 Fett (g) | 3 KH (g) pro Portion

Zutaten: (für ca. 8 Portionen)
- 3 Eigelb
- Limetten-Abrieb von 2 Limetten
- Limettensaft von 2 Limetten
- 150 g Kokosraspeln
- Stevia (nach Wahl)
- 1 ½ Becher Sahne, fettarm

Zubereitung:
Reiben Sie zunächst die Limetten-Schale mit einem Küchenhobel von den Limetten. Trennen Sie die Eier (das Eigelb vom Eiweiß). Schlagen Sie dann den Limetten-Abrieb mit dem Eigelb in einer Schüssel schaumig. Dazu benötigen Sie einen Schneebesen. Pressen Sie danach die Limetten aus und geben Sie den Saft der Limetten zum Eigelb hinzu. In einer weiteren Schüssel schlagen Sie nun die Sahne steif (Handrührgerät) und heben die Kokosraspeln unter die Sahne. Im Anschluss geben Sie die Eigelb-Limetten-Abrieb-Mischung zu der Sahne hinzu. Seien Sie jedoch vorsichtig und heben Sie die Mischung langsam unter. Legen Sie eine Parfait-Form (hier können Sie auch eine Kastenkuchenform benutzen) mit Frischhaltefolie aus und geben die Masse hinein. Streichen Sie die Masse mit einem Löffel glatt. Danach umwickeln Sie die Form mit einer doppelten Lage Frischhaltefolie und stellen die Form für mindestens 4 Stunden in den Gefrierschrank. Mit einem Messer, welches Sie vorher in heißes Wasser tunken sollten, lässt sich nach 4 Stunden das Parfait perfekt schneiden. Eine köstliche, erfrischende Idee, die jedem schmeckt.

3.2 Vanille-Himbeer-Traum

247,5 Kcal | 1035,2 kJ | 10,2 Eiweiß (g) | 12Fett (g) | 19,9 KH (g) pro Portion

Zutaten: (für ca. 4 Portionen)

- 2 Päckchen Vanillezucker
- 2 Päckchen Tortenguss, rot
- 500 ml Milch, 1.5 % Fett
- 300 g Joghurt, 1.5 % Fett
- 500 g Himbeeren, frisch
- Stevia nach Gusto
- 75 g Pistazien, gehackt
- 1 Päckchen Puddingpulver (Vanille)

Zubereitung:

Den Vanillepudding nach Packungsanleitung kochen (mit der Milch und 2 EL des Stevias). Rühren Sie die Pistazien unter den heißen Pudding. Verteilen Sie den Pudding auf vier Gläser und lassen Sie ihn auskühlen. Im Anschluss waschen Sie die Himbeeren und tupfen diese trocken. Legen Sie die gleiche Menge an Himbeeren auf den Pudding in den vier Gläsern. Jetzt müssen Sie einen Guss zubereiten. Verwenden Sie dafür den roten Tortenguss und achten Sie dabei auf die Gebrauchsanleitung auf der Packung des Tortengusses. Geben Sie den Tortenguss über die Himbeeren. Der letzte Schritt ist, dass Sie den Joghurt mit etwas Wasser cremig rühren und den Vanillezucker hinzugeben. Geben Sie diese Masse nun über die Himbeeren und den Tortenguss und stellen Sie die Gläser für ca. 3 Stunden in den Kühlschrank. Für jeden ein großer Genuss. Falls es saisonal keine Himbeeren geben sollte, können Sie auch andere Früchte verwenden.

3.3 Erbeerparfait mit marinierten Erdbeeren

102,6 Kcal | 429 kJ | 5,3 Eiweiß (g) | 4 Fett (g) | 10,3 KH (g) pro Portion

Zutaten: (für ca. 6 Portionen)
- 1 Vanilleschote
- 4 Eier
- 3 EL Puderzucker
- 125 ml Milch, 1.5 % Fett
- 400 g Erdbeeren

Zubereitung:
Zunächst waschen und putzen Sie die Erdbeeren. Nehmen Sie danach 400 g zur Seite und geben Sie sie in ein hohes Gefäß. Mit einem Stabmixer pürieren Sie die 400 g Erdbeeren zu einem feinen Brei-Gemisch. Die restlichen 100 g Erdbeeren schneiden Sie in dünne Scheiben. Geben Sie ca. ¼ des Pürees in eine Schüssel und mischen Sie die restlichen Erdbeeren unter. Mit dem Unterheben der Erdbeeren werden diese nun durch das Püree mariniert. Stellen Sie die Schüssel in den Kühlschrank und lassen die Masse erkalten. Der nächste Schritt ist, die Vanilleschote zu halbieren und das Mark der Schote heraus zu kratzen. Geben Sie die Milch in einen Kochtopf und kochen Sie diese auf. Geben Sie währenddessen das Mark der Vanilleschote in die Milch und verrühren es. Sobald die Milch kocht, nehmen Sie den Topf von der Kochstelle und lassen die Vanille in der Milch ziehen und erkalten. Während die Erdbeeren in der Marinade sind und die Milch erkalten muss, trennen Sie als nächstes das Eigelb vom Eiweiß. Zwei Eiweiß geben Sie nun in ein hohes Gefäß und schlagen diese zu Eischnee. Das restliche Eiweiß können Sie hier nicht mehr verwenden und sollten es anderweitig aufbrauchen. Geben Sie nun die vier Eigelb und den Puderzucker unter den Eischnee und heben alles vorsichtig unter, bis das Eigelb komplett mit dem Eischnee vermengt ist. Nehmen Sie eine große Schüssel, heben Sie die marinierten Erdbeeren unter die Eischnee-Masse und geben Sie im Anschluss die erkaltete Milch hinzu.

Geben Sie die gesamte Masse in eine Parfait-Form. (Hier können Sie auch eine Kuchenkastenform nehmen). Legen Sie die Form mit Klarsichtfolie aus bevor Sie die Masse in die Form geben. Streichen Sie die Masse mit einem Löffel glatt. Decken Sie die Form mit Klarsichtfolie ab und stellen das Ganze in das Tiefkühlfach. Nach ca. 5 Stunden ist das Parfait fertig für den Verzehr. Eine super leckere, fruchtige Sommeridee, die den perfekten Abschluss für ein drei Gänge Menü zaubert.

3.4 Mascarpone-Quarkdessert mit Mango

190,7 Kcal | 798 kJ | 9,7 Eiweiß (g) | 13,8 Fett (g) | 6 KH (g) pro Portion

Zutaten: (für ca. 8 Portionen)
- 1 Mango reif (alternativ können Sie auch andere Früchte nehmen)
- 2 Spritzer Süßstoff nach Bedarf
- 1 Päckchen Vanillezucker
- 2 EL Schokoladenraspeln aus Bitterschokolade
- 300 g Joghurt, 1.5 %
- 500 g Magerquark
- 250 g Mascarpone, fettarm

Zubereitung:
Den Quark, Joghurt und die Mascarpone zusammen in einer Schüssel verrühren, bis eine gleichmäßige, cremige Masse entsteht. Im Anschluss geben Sie den Vanillezucker und die Schokoraspeln unter die Masse. Süßen Sie die Creme nach Bedarf mit Süßstoff, dies steht Ihnen jedoch frei und Sie können den Süßstoff auch weglassen. Schälen Sie nun die Mango und schneiden Sie diese in Würfel oder Scheiben. Teilen Sie die Quark-Joghurt-Mascarpone-Masse auf 8 Schälchen auf und träufeln Sie die Mangostückchen darüber. Stellen Sie die Schälchen für ca. 1 Stunde in den Kühlschrank. Eine leckere und wirklich leichte Variante für alle Joghurt-Liebhaber.

3.5 Sahne-Himbeer Genuss

227 Kcal | 950,6 kJ | 3,2 Eiweiß (g) | 20,2 Fett (g) | 6 KH (g) pro Portion

Zutaten: (für ca. 3 Portionen)
- 1 Tasse Sahne (ca. 200ml)
- 2 ½ Tassen Himbeeren
- 1 ½ TL Vanilleextrakt
- Flüssigsüßstoff nach Wahl

Zubereitung:
Schlagen Sie zunächst die Sahne steif. Nehmen Sie dafür ein hohes Gefäß, damit die Sahne nicht spritzt. Geben Sie, sobald die Sahne steif ist, das Vanilleextrakt hinzu. Falls Sie es wünschen, können Sie auch noch Süßstoff hinzugeben. Waschen Sie nun die Himbeeren und tupfen Sie diese trocken, da Himbeeren viel Wasser ansammeln. Nehmen Sie zwei Tassen von den Himbeeren und geben Sie diese in ein weiteres Gefäß. Pürieren Sie nun die Himbeeren mit einem Stabmixer zu einem Brei. Die restliche halbe Tasse Himbeeren lassen Sie übrig. Geben Sie das Himbeer-Püree zu der Sahne hinzu und heben Sie die Masse langsam unter. Streichen Sie die Masse mit einem Löffel glatt und dekorieren Sie die Schale zum Schluss mit den übrigen Himbeeren. Am besten schmeckt dieser kleine Traum, wenn Sie die Schale für ca. 1 Stunde im Kühlschrank kalt gestellt haben. Ein wahrer Genuss.

3.6 Beeren-Parfait

309,5 Kcal | 1295,5 kJ | 3,2 Eiweiß (g) | 23Fett (g) | 15 KH (g) pro Portion

Zutaten: (für ca. 4 Portionen)
Für die Grütze:
- 400 g Beeren-Mischung (TK, Johannisbeeren, Himbeeren, Brombeeren, Erdbeeren) Sie können natürlich auch frische Beeren verwenden.
- Stevia nach Gusto

- 150 ml roter Johannisbeersaft
- 1 EL Speisestärke
- Puderzucker

Für das Parfait:

- 350 ml Schlagsahne, fettarm
- 80 g Zucker
- 1 Vanilleschote
- 150 ml Milch, 1.5 %
- 5 Eigelb

Zubereitung:

Geben Sie 2 EL des Johannisbeersaftes, zusammen mit der Speisestärke, in eine Tasse und verrühren diese miteinander. Den restlichen Saft geben Sie mit den Beeren in einen Kochtopf und rühren den Zucker unter. Erhitzen Sie nun die Masse bis sie kocht und geben Sie dann die Speisestärke mit den zusammengerührten Saft hinzu. Lassen Sie alles kurz aufkochen und nehmen Sie dann den Topf von der Kochplatte runter. Füllen Sie das Gemisch direkt in eine Schüssel, wo es zunächst einmal erkalten kann. Halbieren Sie mit einem Messer die Vanilleschote längs und entnehmen Sie mit der Messerspitze das Mark. Nun benötigen Sie einen weiteren Kochtopf in dem Sie die Milch erhitzen. Geben Sie das ausgekratzte Mark der Vanilleschote, sowie die übrige Schote mit in die Milch und lassen die Milch einmal aufkochen. Nehmen Sie die Milch sobald diese kocht von der Kochplatte. Nun benötigen Sie einen dritten Topf. In diesen Topf geben Sie Wasser und erhitzen es. Stellen Sie eine Plastikschüssel auf den Topf mit dem Wasser, da dieser als Wasserbad dient. In die Schüssel, die sich über dem kochenden Wasser befindet geben Sie die 5 Eigelbe und den Zucker hinzu und rühren alles mit einem Schneebesen schaumig. Lassen Sie jetzt die noch heiße Milch mit in die Ei-Zucker-Masse fließen und vermengen Sie die Mischungen miteinander. Nehmen Sie die Schüssel von der Kochstelle und machen den Herd aus. Schlagen Sie die Milch/Ei-Masse schön schaumig und lassen Sie sie erkalten. Achten Sie darauf, dass Sie vorher die

Vanilleschote aus der Milch entfernt haben und diese sich nicht mehr in der Schüssel befindet. Jetzt nehmen Sie die Hälfte der abgekühlten Grütze und passieren diese durch ein Sieb (dies dient dazu, dass sich keinerlei Kerne der Früchte mehr in der Grütze befinden). Schlagen Sie die Sahne steif und vermischen Sie die Grütze mit der Sahne. Geben Sie nun alles mit der bereits erkalteten Milch/Ei-Masse zusammen. Die restliche Grütze geben Sie ebenfalls hinzu. Nun, da alles miteinander vermengt wurde, geben Sie die gesamte Masse in eine Parfait-Form. Hier können Sie auch eine einfache Kastenkuchenform verwenden. Diese legen Sie mit Klarsichtfolie aus, bevor Sie die Parfait-Masse in die Form füllen. Streichen Sie die Creme mit einem Löffel glatt. Decken Sie die Form ebenfalls mit Klarsichtfolie ab und stellen Sie sie im Anschluss in ein Tiefkühlfach. Die Creme sollten Sie über Nacht im Gefrierfach lassen, damit Sie am kommenden Tag ein köstliches Parfait genießen können. Mein Tipp: Um das Parfait in perfekte Scheiben zu schneiden, nehmen Sie ein scharfes Messer und tauchen Sie die Klinge in heißes Wasser ein. Somit gleitet das Messer regelrecht durch das Parfait. Guten Appetit. Es lohnt sich auf jeden Fall.

3.7 Kiwi-Parfait

95,6 Kcal | 399 kJ | 11 Eiweiß (g) | 0,2 Fett (g) | 12,3 KH (g) pro Portion

Zutaten: (für 3 Portion)
- 3 mittelgroße Kiwis
- 90 g Vollkornflakes
- 9 Blätter Minze, gehackt
- 600 g Naturjoghurt, fettarm

Zubereitung:
Schälen Sie zunächst die Kiwis und schneiden Sie diese im Anschluss in kleine, mundgerechte Stücke. Nachdem Sie die Früchte geschnitten haben, nehmen Sie eine Schüssel und geben den Joghurt hinein. Vermischen Sie die Kiwis mit dem Joghurt bzw. heben Sie sie vorsichtig

unter. Hacken Sie jetzt die Minze-Blätter und geben Sie diese ebenfalls zu der Joghurtmasse. Geben Sie die Masse in eine Parfait-Form. Sollten sie keine passende Form besitzen, können Sie auch eine gewöhnliche Kastenkuchenform verwenden. Legen Sie die Form mit Klarsichtfolie aus und geben Sie die Kiwi-Joghurtmasse hinein. Streichen Sie die Creme mit einem Löffel glatt und garnieren Sie sie mit den Vollkornflakes. Wichtig ist, dass die Flakes oben auf der Creme liegen bleiben, damit sie nicht zu stark aufweichen. Decken Sie die Form anschließend mit Klarsichtfolie ab und stellen Sie sie in ein Tiefkühlfach. Lassen Sie die Creme ca. 6 Stunden im Tiefkühlfach oder sogar über Nacht stehen. Am besten lässt sich das Parfait mit einem glatten, scharfen Messer schneiden, dass Sie vorher in heißes Wasser getaucht haben. Die Klinge gleitet jetzt perfekt durch das Parfait. Eine kleine Köstlichkeit. Perfekt an heißen Sommertagen.

3.8 Lebkucheneis-Parfait

826 Kcal | 3456,9 kJ | 43,1 Eiweiß (g) | 57 Fett (g) | 32 KH (g) pro Kastenform

Zutaten: (für eine Kastenform)

- 1 EL Rum
- 3 EL Xucker
- gehackte Mandeln (ca. eine Handvoll)
- 4 Low Carb Lebkuchen (in kleine Stücke geschnitten)
- 400 ml Alpro Soja Sahne
- 3 EL zuckerfreie Schokolade (Bitterschokolade)
- Lebkuchengewürz (zum Abschmecken)
- Schale von einer unbehandelten Orange
- Schale einer unbehandelten Zitrone
- 3 Eier

Zubereitung:

Trennen Sie die Eier (das Eigelb vom Eiweiß) und schlagen Sie das Eiweiß mit 2 EL Xucker zu Eischnee steif. Vermengen Sie das Eigelb in einer extra Schüssel mit 1 EL Xucker. Schlagen Sie das Eigelb mit dem Xucker schaumig. Verwenden Sie dazu einen Schneebesen und keinen elektrischen Handmixer. Im nächsten Schritt schlagen Sie die Sahne mit einem elektrischen Handmixer steif und heben die Eigelb-Xuckermasse unter. Dies machen Sie so lange, bis sich das Eigelb gut mit der Sahne vermengt hat. Geben Sie anschließend die gesamte Masse in eine größere Schüssel. Fügen Sie den gestückelten Lebkuchen, Lebkuchengewürz, die gehackten Mandeln, zuckerfreie Schokolade, 1 EL Rum und die geraspelten Schalen der Orange, sowie der Zitrone unter die Sahne-Eigelb-Masse. Verrühren Sie alles langsam zu einer cremigen Substanz. Zum Schluss heben Sie das Eiweiß unter und geben die Creme nun in eine Parfait-Form. Hier können Sie auch eine gewöhnliche Kuchenkastenform verwenden. Legen Sie die Form vorher mit Klarsichtfolie aus und streichen die Masse mit einem Löffel glatt. Decken Sie die Form ebenfalls mit Klarsichtfolie ab. Stellen Sie nun die Form in ein Tiefkühlfach und lassen Sie die Form über Nacht darin stehen. Am nächsten Tag ist das Parfait fertig. Um es in schöne Scheiben schneiden zu können, nehmen Sie ein glattes, scharfes Messer und tunken Sie die Klinge vorher in heißes Wasser ein. Somit erhalten Sie ein optimales Ergebnis. Zu dem Parfait schmecken besonders gut lauwarme Pflaumen. Ein tolles Rezept perfekt für die Winterzeit geeignet.

ACHTUNG: Die Nährwertangaben beziehen sich auf eine ganze Kastenform.

3.9 Körnige Joghurtcreme mit Zitrusfrüchten

223,2 Kcal | 933 kJ | 15 Eiweiß (g) | 9,5 Fett (g) | 18 KH (g) pro Portion

Zutaten: (für ca. 2 Portionen)

- 2 Mandarinen

- 1 Kiwi
- 1 Blutorange
- 1 kleine Grapefruit
- 150 g Magerquark
- 100 g Joghurt, fettarm
- 150 g körniger Frischkäse
- 1 EL Walnusskerne
- 1 TL Honig

Zubereitung:
Hacken Sie als erstes die Walnüsse klein. Danach halbieren Sie die Mandarinen und pressen den Saft aus. Die Kiwi schälen und dann anschließend in Scheiben schneiden. Nachdem Sie das alles gemacht haben schälen Sie die Grapefruit und die Blutorange mit einem scharfen Messer. Über einer Schüssel schneiden Sie jetzt das Fruchtfleisch zwischen den Trennwänden heraus und fangen den austretenden Saft auf. Schneiden Sie nun die Grapefruit sowie Blutorangen in Stücke. Vermischen Sie jetzt die Kiwischeiben mit den Grapefruit- und Blutorangenstücken zusammen mit dem Saft der Mandarinen. In einer weiteren Schüssel vermengen Sie den Frischkäse mit dem Joghurt und geben danach den Magerquark hinzu. Nehmen Sie sich nun zum Anrichten zwei Gläser. Füllen Sie die Creme hinein und geben Sie die Früchte darüber. Zum Schluss garnieren Sie alles mit den Walnusskernen. Fertig ist ein toller Joghurt-Frucht-Genuss. Lassen Sie es sich schmecken.

3.10 Griechischer Joghurt mit Himbeeren

230 Kcal | 961,6 kJ | 10 Eiweiß (g) | 13,3 Fett (g) | 16,8 KH (g) pro Portion

Zutaten: (für 2 – 3 Portionen)
6 kleine Baiser Tuffs
1 Päckchen Vanillezucker
300 g Himbeeren (Sie können auch TK Himbeeren verwenden)

Charlotte Hunger

500 g griechischer Joghurt
1- 2 Limetten

Zubereitung:
Geben Sie den griechischen Joghurt in eine Schüssel und geben Sie das Päckchen Vanillezucker hinzu. Verrühren Sie alles miteinander. Pressen Sie nun den Saft der Limetten aus und geben Sie ca. ¾ des Saftes unter den Joghurt. Wenn Sie es gerne etwas saurer mögen, können Sie auch den ganzen Saft verwenden. Stellen Sie den Joghurt anschließen kalt (ca. 30 Minuten). Jetzt nehmen Sie die Hälfte der Himbeeren, geben diese in ein hohes Gefäß und pürieren sie mit dem Stabmixer zu einem Brei. Im Anschluss geben Sie die restlichen (ganzen) Himbeeren zu dem Püree hinzu. Nehmen Sie den gekühlten Joghurt aus dem Kühlschrank und füllen Sie ihn Schichtweise in drei Gläser. Eine Schicht Joghurt und dann eine Schicht des Himbeer-Pürees. Achten Sie darauf, dass die oberste Schicht aus den Himbeeren besteht. Stellen Sie die Gläser erneut in den Kühlschrank da das Dessert gekühlt am besten schmeckt. Kurz vor dem Servieren nehmen Sie 3 von den 6 Baiser Tuffs und zerbröseln diese über die Himbeeren. Die übrigen drei ganzen Baiser Tuffs verteilen sie jeweils auf die Gläser um sie damit zu garnieren. Sommerfreude pur auf einem Löffel. Köstlich!

4. Cupcakes und Muffins

4.1 Cheesecake Muffins

140,6 Kcal | 588,6 kJ | 13 Eiweiß (g) | 7,8 Fett (g) | 2,7 KH (g) pro Muffin

Zutaten: (für 12 Muffins)
- Süßstoff (nach Gusto)
- 130 g Proteinpulver mit Vanillegeschmack
- 4 Eier
- 3 TL Backpulver
- 1 Vanilleschote (oder Vanille-Aroma)
- 250 g Beeren (freie Auswahl)
- 200 g Magerquark
- 100 g Butter (Zimmertemperatur)

Zubereitung:

Heizen Sie ihren Backofen auf 200 Grad vor (Umluft ca. 180 Grad). Fetten Sie die Muffin-Form oder legen Sie zwölf Muffin-Förmchen aus Papier in die Form rein. Nehmen Sie eine Schüssel und geben die Eier, den Quark und die weiche Butter hinzu. Verrühren Sie alles mit einem Handmixer für ca. 3 Minuten bis ein glatter Teig entsteht. Sieben Sie nun das Proteinpulver über den Teig. Während Sie dies machen rühren Sie den Teig weiter, damit keine Klumpen entstehen. Schneiden Sie die Vanilleschote längs auf und kratzen Sie mit einem Messer das Mark der Vanilleschote heraus. Hier können Sie auch Vanille-Aroma verwenden. Geben Sie die Vanille sowie das Backpulver mit zu dem Teig und rühren Sie beides unter. Mit etwas Süßstoff können Sie den Teig nachsüßen. Nehmen Sie jedoch noch nicht zu viel Süßstoff. Nachdem alles verrührt ist heben Sie die Beeren unter den Teig. Geben Sie mit Hilfe von zwei Esslöffeln den Teig in die dafür vorgegebenen Förmchen. Stellen Sie die Förmchen oder Muffin-Form auf ein Backblech (mittlere Schiene) in den Ofen und lassen Sie die Muffins ca. 15 Minuten backen. Um zu erkennen dass die Muffins fertig sind, nehmen Sie entweder ein Messer oder einen

Zahnstocher und stechen Sie nach 15 Minuten probehalber in einen Muffin ein. Wenn kein Teig am Messer oder dem Zahnstocher kleben bleibt sind die Muffins fertig. Guten Appetit.

4.2 Der Muffin Klassiker Á la Low Carb

147,2 Kcal | 615,8 kJ | 13,5 Eiweiß (g) | 7,9 Fett (g) | 4,1 KH (g) pro Muffin

Zutaten: (für 12 Muffins)
- 1000 g Magerquark
- 1 Prise Salz
- 2 Päckchen Backpulver
- 150 g Mandeln, gemahlen
- 4 Eier
- 80 g Flohsamenschalen

Zubereitung:
Heizen Sie den Backofen auf 180 Grad vor. Geben Sie die Eier, den Magerquark und das Backpulver in eine Schüssel und verrühren Sie alles miteinander. Geben Sie anschließend die weiteren Zutaten hinzu: Die Flohsamenschalen, die gemahlenen Mandeln und eine gute Prise Salz. Mixen Sie alles mit einem Handrührgerät ca. 3 Minuten zu einem glatten Teig. Geben Sie den Teig in eine gefettete Muffin-Form oder geben Sie ihn in 12 Muffin-Förmchen. Damit Sie den Teig besser in die Formen füllen können, benutzen Sie zwei Esslöffel. Stellen Sie nun die Muffins in den Backofen (mittlere Schiene) und lassen Sie sie ca. 15 bis 20 Minuten backen. Um sicher zu gehen, dass die Muffins fertig sind, nehmen Sie einen Zahnstocher oder ein Messer und stechen Sie nach ca. 15 Minuten in einen Muffin. Wenn kein Teig mehr am Zahnstocher oder der Messerspitze kleben bleibt, sind die Muffins fertig. Ein Klassiker der Low-Carb Küche.

4.3 Schoko Muffins

94,4 Kcal | 395,8 kJ | 26,2 Eiweiß (g) | 7,8 Fett (g) | 1 KH (g) pro Muffin

Zutaten: (für 10 Muffins)
- 150 g blanchierte Mandeln
- 1 kleine Flasche Rumaroma
- 3 EL Schokoraspeln
- Xucker nach Geschmack (3 EL empfohlen)
- 2 EL geschmolzene Butter
- 2 EL Kakao, entölt
- 3 Eier
- 5 EL Magerquark

Zubereitung:
Heizen Sie ihren Backofen auf 150 Grad vor. Nehmen Sie eine Schüssel und geben Sie Kakao, Backpulver, Xucker und die blanchierten Mandeln hinein und vermischen diese miteinander. Fügen Sie anschließend die Eier, den Magerquark, die Butter und das Rumaroma hinzu und vermischen Sie dieses mit einem Handrührgerät für ca. 3 Minuten zu einem gleichmäßigen Teig. Geben Sie jetzt die Schokoraspeln hinzu und heben Sie sie mit einem Kochlöffel unter die Teigmasse. Fetten Sie eine Muffin-Form bzw. die Muffin-Förmchen und gießen Sie den Teig hinein. Das Abfüllen klappt am besten, wenn Sie zwei Löffel zur Hilfe nehmen. Stellen Sie nun die Muffins für ca. 30 Minuten in den Backofen (mittlere Schiene). Um sicher zu gehen, dass die Muffins gar sind, nehmen Sie einen Zahnstocher oder ein Messer und stechen Sie in einen Muffin hinein. Wenn kein Teig mehr am Zahnstocher oder an der Klinge hängen bleibt, sind die Muffins fertig. Für alle Schokoladen-Liebhaber unter uns eine tolle Alternative.

4.4 Eiweiß Muffins

Charlotte Hunger

157,3 Kcal | 658,3 kJ | 10,1 Eiweiß (g) | 11,3 Fett (g) | 2,7 KH (g) pro Muffin

<u>Zutaten</u>: (für 12 Muffins)

- 200 g gemahlene Mandeln
- 1 Päckchen Diät-Pudding Pulver
- 2 EL Protein Pulver
- 400 g Magerquark
- 4 Eier (2 ganze Eier / insgesamt 4 Eiweiß)
- 1 Päckchen Backpulver
- Süßstoff

Tipp: Das Protein- und Puddingpulver bestimmt den Geschmack der Muffins. Hier haben Sie die freie Wahl.

<u>Zubereitung:</u>

Heizen Sie Ihren Backofen auf 200 Grad vor. Geben Sie jetzt die Eier in eine Schale. Fügen Sie das Pudding und Proteinpulver hinzu und verrühren Sie alles mit einem Schneebesen zu einer schaumigen Masse. Geben Sie anschließend das Backpulver und den Magerquark hinzu und süßen Sie den Teig mit etwas Süßstoff. Nun rühren Sie alles mit einem Handrührgerät ca. 2 Minuten auf höchster Stufe durch bis Sie eine cremige Masse haben. Geben Sie nun die Mandeln hinzu und heben Sie diese unter den Teig. Füllen Sie den Teig in eine gefettete Muffin-Form oder in Muffin-Förmchen aus Papier oder Plastik. Nehmen Sie zur Hilfe zwei Esslöffel um den Teig besser in die Förmchen füllen zu können. Stellen Sie die Förmchen in den Backofen (mittlere Schiene) und nach ca. 20 Minuten Backzeit sind die Muffins fertig. Um sicherzugehen, dass die Muffins wirklich gar sind, stechen Sie sie mit einem Zahnstocher oder einer Messerspitze probeweise ein. Wenn kein Teig mehr hängen bleibt sind die Muffins gar. Eine super Idee, mit freier Wahl des persönlichen Lieblingsgeschmacks.

4.5 Frischkäse- Kirsch Muffins

64,5 Kcal | 270,2 kJ | 9,3 Eiweiß (g) | 2 Fett (g) | 1,8 KH (g) pro Muffin

Zutaten: (für 12 Muffins)
- 24 Kirschen (je 2 Früchte pro Muffin)
- 90 g Eiweißpulver (freie Wahl des Geschmacks)
- 4 Eier
- 100 g neutraler Frischkäse (0.2% Fett)
- 1 TL Honig (alternativ auch Agavendicksaft)

Tipp: Für dieses Rezept eignet sich besonders gut Eiweißpulver mit Tiramisu Geschmack.

Zubereitung:
Heizen Sie den Backofen auf 150 Grad vor (Ober-Unterhitze). Trennen Sie zunächst die Eier und schlagen Sie das Eiweiß zu Eischnee. Es sollte sehr fest sein. Geben Sie in eine weitere Schale nun das Eigelb, das Eiweißpulver und den Frischkäse und vermengen Sie alles mit einem Handrührgerät. Heben Sie anschließend den Eischnee vorsichtig unter. Geben Sie zum Schluss einen Teelöffel Honig hinzu und rühren Sie ihn ebenfalls unter die Teigmasse. Fetten Sie nun eine Muffin-Form oder geben Sie den Teig mit Hilfe von zwei Esslöffeln in 12 Muffin-Förmchen. Wenn sich der Teig in den Förmchen befindet, geben Sie auf jeden Muffin jeweils zwei Kirschen und drücken diese leicht in den Teig hinein bis man sie nur noch zur Hälfte sieht. Stellen Sie die Förmchen in den Backofen (mittlere Schiene) und lassen Sie die Muffins ca. 25 - 30 Minuten backen. Um wirklich sicher zu sein, dass die Muffins gar sind nehmen Sie einen Zahnstocher oder Messerspitze und stechen Sie in einen Muffin nach 25 Minuten Backzeit ein. Wenn kein Teig mehr am Zahnstocher oder der Messerspitze kleben bleibt, sind die Muffins fertig. Diese Muffins kann man auch mit anderen Früchten zubereiten. Sie haben die freie Wahl. Super einfach und super lecker.

4.6 Zitronen Mandel Cupcakes

184,1 Kcal | 770,7 kJ | 8,4 Eiweiß (g) | 15,2 Fett (g) | 2,2 KH (g) pro Muffin

Zutaten: (für 12 Muffins)

Für den Teig:

- 2 Zitronen
- 6 Eier
- 1 TL Natron
- Stevia nach Gusto
- 250 g Mandeln
- etwas Wasser

Zutaten für das Frosting:

- 2 EL Zitronensaft
- Zitronenabrieb von einer Zitrone
- 80 g Frischkäse
- Süßstoff (nach Wahl)
- 3 EL weiche Butter

Zubereitung:

Heizen Sie Ihren Backofen auf 150 Grad vor. Geben Sie die Mandeln in einen Mixer und mixen Sie sie kurz auf höchster Stufe in kleine Stücke. Sie können hier auch schon bereits geriebene Mandeln nehmen. Waschen Sie die Zitronen und schneiden Sie diese in kleine Stücke. Geben Sie die Zitronen mit etwas Wasser in einen Topf und mixen Sie sie mit einem Pürierstab grob durch. Danach stellen Sie den Topf auf den Herd und lassen die Zitronen köcheln, bis das Wasser fast weg ist. Geben Sie nun die Masse zu den Mandeln und zerkleinern Sie alles zusammen im Mixer, bis es eine Masse ergibt. Anschließend füllen Sie die Masse in eine Schüssel und lassen sie abkühlen, bis die Masse Zimmertemperatur erreicht hat. Nun geben Sie die Eier hinzu und rühren alles 3 Minuten mit einem Handrührgerät um. Alternativ können Sie die Masse auch im Mixer lassen und die Eier nach und nach mit in den Mixer geben. Achten Sie darauf, dass sie einen Aufsatz auf den Mixer haben, da es sonst sehr spritzen könnte. Nun fügen Sie das Natron hinzu. Wenn Sie kein Natron im Haus haben sollten, verwenden Sie Backpulver. Nun füllen Sie den Teig in die dafür vorgesehenen Muffin-Formen. Nicht vergessen die Formen vorher zu fetten oder Sie benutzen Papier/Plastik-Förmchen. Um das Einfüllen des Teiges zu erleichtern, nehmen Sie zwei Esslöffel zur Hilfe. Danach schieben Sie die Förmchen auf einem Backblech in den Ofen (mittlere Schiene). Die Backzeit beträgt etwa 30 Minuten. Um wirklich sicher zu sein, dass die Muffins gar sind, nehmen Sie einen Zahnstocher oder Messerspitze zur Hilfe und stechen Sie in einen Muffin nach ca. 30 Minuten ein. Wenn kein Teig mehr am Zahnstocher oder an der Messerspitze kleben bleibt, sind die Muffins gar. Da es sich bei dem Rezept um Cupcakes handelt, sollten Sie die Muffins nach dem Backen sehr gut auskühlen lassen. da sie danach noch das Frosting oder auch Topping genannt auf die Muffins geben. Für das Frosting: Nehmen Sie eine Schüssel und mischen Sie alle Zutaten zusammen, um Sie anschließend mit einem Handrührgerät für ca. 2 Minuten zu einer glatten Masse zu mischen. Verwenden Sie den Süßstoff zum Schluss, damit sie die Süße selbst bestimmten können. Stellen Sie die Masse für ca. 30 Minuten in den Kühlschrank. In der Zeit sind die Muffins abgekühlt und Sie können sie nun mit dem Frosting verzieren. Hierzu eignet sich sehr gut ein Messer oder ein Spritzbeutel mit Sternenhülle. Je nachdem, wie sie die Muffins verzieren wollen. Ein super Cupcake-Rezept, welches Ihren Gästen noch lange in Erinnerung bleiben wird.

4.7 Low Carb Muffins in nur 3 Minuten

152 Kcal | 635,5 kJ | 9,3 Eiweiß (g) | 11,3 Fett (g) | 2,7 KH (g) pro Portion

Zutaten: (für 2 Muffins)
- 50g Quark
- 30 g Mandelmehl, gemahlen
- 1 gestrichener EL Kakaopulver
- Süßstoff (nach Wahl)
- ½ TL Backpulver

- 1 Ei

Zubereitung:
Für dieses Rezept brauchen Sie keinen Backofen sondern einfach nur eine Mikrowelle. Nehmen Sie eine Schale und geben Sie alle oben genannten Zutaten in eine Schüssel. Verrühren Sie die Zutaten mit einem Handrührgerät bis der Teig eine glatte Masse bildet. Geben Sie den Teig in die Muffin-Formen. Sollte es mehr Teig sein als für zwei Muffins, dann nehmen Sie noch weitere Förmchen hinzu. Damit sich der Teig besser in die Förmchen füllen lässt nehmen Sie zwei Esslöffel zur Hilfe. Nun stellen Sie die Förmchen in die Mikrowelle und lassen Sie die Muffins für 3 Minuten lang backen. So schnell backt man sonst keinen Muffin und ich kann Ihnen sagen, er schmeckt einfach super. Achten Sie beim Süßstoff bitte auf die Menge und probieren Sie den Teig bis er die gewünschte Süße hat. Um wirklich sicherzugehen dass die Muffins auch gar sind, nehmen Sie einen Zahnstocher oder Messerspitze zur Hilfe. Stechen Sie vorsichtig in einen Muffin. Wenn kein Teig mehr am Zahnstocher oder an der Messerspitze haften bleibt, ist der Muffin gar.

4.8 Erdbeer-Cupcakes

174,4 Kcal | 730 kJ | 9,6 Eiweiß (g) | 12,4 Fett (g) | 1,8 KH (g) pro Cupcake

Zutaten: (für 12 Cupcakes)
Für das Erdbeerpüree:
1 EL Zitronensaft
1 EL Puderzucker
150g frische Erdbeeren
Für den Teig:
2 Eier
1 Prise Salz
250 g Leinsamenmehl
150 g Butter
Stevia nach Gusto

1 TL Backpulver
50 ml Milch (1.5%)
½ TL Zitronenschale
Für das Frosting:
150 g Süßstoff
80 g Frischkäse
40 g Zucker (Man kann auch Süßstoff verwenden)
80 g weiche Butter

Zubereitung:
Heizen Sie den Backofen auf 180 Grad vor. Legen Sie 12 Muffin-Papierförmchen in die dafür vorgesehenen Mulden eines Muffin-Blechs. Waschen Sie zunächst die Erdbeeren und putzen Sie sie. Anschließend schneiden Sie die Erdbeeren in kleine Stücke. Geben Sie die Erdbeeren, den Süßstoff und den Zitronensaft in eine Schale und pürieren Sie alles mit einem Stabmixer. Nun ist das Erdbeerpüree fertig. Nehmen Sie sich jetzt eine neue Schüssel, geben Sie die Butter und den Zucker in diese Schüssel und schlagen Sie die Zutaten cremig. Dies gelingt Ihnen am besten mit einem Handrührgerät. Rühren Sie anschließend nach und nach die Eier unter und geben Sie eine Prise Salz hinzu. In einer weiteren Schüssel vermengen Sie das Mehl mit dem Backpulver und dem Zitronenabrieb. Geben Sie das Mehlgemisch nach und nach zu dem Eigelb hinzu, fügen Sie die Milch mit in die Schüssel und verrühren Sie alles für ca. 3 Minuten, bis der Teig eine cremige Konsistenz hat. Halbieren Sie nun die Menge des Erdbeerpürees und geben Sie die eine Hälfte mit zu dem Teig. Die andere Hälfte behalten Sie für das Frosting. Füllen Sie den Teig in die dafür vorbereiteten Förmchen. Entweder fetten Sie hier eine Muffin-Form ein oder Sie nehmen vorgefertigte Plastik/Papier-Förmchen. Damit Sie den Teig besser in die Förmchen füllen können, nehmen sie zwei Esslöffel zur Hilfe. Nun stellen Sie die Formen auf ein Backblech und schieben es in den Ofen (mittlere Schiene). Lassen Sie die Muffins für 25 Minuten im Ofen. Um wirklich sicher zu sein, dass die Muffins gar sind, nehmen Sie einen Zahnstocher

oder eine Messerspitze und stechen Sie nach der Backzeit in einen Muffin ein. Wenn beim Herausziehen des Zahnstochers oder der Messerspitze kein Teig mehr am Zahnstocher oder an der Messerspitze klebt, sind die Muffins fertig. Lassen Sie nun die Muffins auskühlen. Wenn die Muffins nicht richtig kalt sind zerläuft Ihnen sonst das Frosting oder auch Topping genannt. Das Frosting: Die Butter mit dem Stevia in einer Schüssel cremig verrühren und den Frischkäse vorsichtig unterheben und vermischen. Geben Sie nur so viel Puderzucker hinzu bis eine festere, spritzfähige Masse entsteht. Mischen Sie auch noch das restliche Erdbeerpüree unter. Füllen Sie das Frosting in einen Spritzbeutel mit Sternenhülle und verzieren sie jetzt die Muffins. Schon haben Sie leckere Cupcakes gezaubert. Ein kleiner Sommergenuss der einfach jedem schmeckt. Falls sie keinen Spritzbeutel zu Hause haben, können sie alternativ auch ein Messer nehmen mit dem Sie die Muffins bestreichen.

4.9 Apfel-Kokos Cupcakes

136,4 Kcal | 517,2 kJ | 2,8 Eiweiß (g) | 11,1 Fett (g) | 3,5 KH (g) pro Cupcake

Zutaten: (für 12 Cupcakes)
Für der Teig:
- 400 g Äpfel
- 1 EL Zitronensaft
- ½ Päckchen Backpulver
- 100 g Kokosflocken
- 3 TL Agavendicksaft
- 100 ml Sojamilch
- 3 TL brauner Zucker
- 50 ml Öl
- 50 g Leinsamenmehl

Für das Frosting:
- 1 Päckchen Kokosschlagsahne
- 3 EL Agavendicksaft

- 100 g Kokosflocken
- 5 EL Zitronensaft

Zubereitung:

Der Teig: Heizen Sie den Backofen auf 180 Grad vor. Waschen Sie als erstes die Äpfel und entfernen Sie die Kerngehäuse. Schneiden Sie die Äpfel dann mit oder ohne Schale (wie es Ihnen lieber ist) in kleine, mundgerechte Stücke. Nehmen Sie nun eine Schüssel und legen Sie die Apfelstücke hinein. Geben Sie die Sojamilch, den Agavendicksaft, das Öl und den Zitronensaft zu den Äpfeln hinzu und verrühren Sie alles mit einem Kochlöffel. In einer weiteren Schüssel vermischen Sie jetzt das Backpulver, Kokosflocken, Mehl und Zucker miteinander. Dann geben Sie die trockenen Zutaten aus der zweiten Schüssel in die Erste und verrühren alles kräftig miteinander, bis ein Teig entsteht. Schmecken Sie den Teig ab. Falls er Ihnen noch nicht süß genug ist, geben sie einen Spritzer Süßstoff hinzu oder falls Sie es etwas säuerlicher mögen, fügen Sie dem Ganzen noch ein paar Tropfen Zitronensaft hinzu. Nun füllen Sie den Teig in bereits gefettete Muffin-Förmchen oder geben ihn in Papier/Plastik-Backförmchen. Damit Sie den Teig leichter in die Förmchen füllen können, nehmen Sie zwei Esslöffel zur Hilfe. Stellen Sie die Förmchen auf ein Blech (mittlere Schiene) in den Backofen. Die Backzeit beträgt etwa 30 Minuten. Um auf Nummer sicher zu gehen, ob die Muffins gar sind oder nicht, nehmen Sie einen Zahnstocher oder Messerspitze zur Hilfe. Nach 30 Minuten Backzeit stechen Sie den Zahnstocher oder die Messerspitze in einen Muffin ein. Wenn kein Teig mehr daran klebt sind die Muffins fertig. Holen Sie sie aus dem Ofen und nehmen Sie die Muffins aus der Form. Sollten die Muffins in Papier-Förmchen stecken, können Sie sie natürlich darin lassen. Lassen Sie die Muffins richtig abkühlen, da Ihnen ansonsten das Frosting, welches auch Topping genannt wird, zerläuft. Ein kleiner Tipp: Sobald die Muffins goldbraun sind, sind sie in der Regel fertig. Hier sollten Sie öfters einmal einen Blick in den Ofen werfen. Das Frosting: Schlagen Sie die Kokossahne steif. Geben Sie, sobald die Sahne steif geschlagen ist, die

Kokosflocken, Zitronensaft und Agavendicksaft hinzu und rühren Sie alles vorsichtig unter. Stellen Sie die fertige Creme für ca. 30 Minuten in den Kühlschrank damit diese fest werden kann. Wenn Sie das Frosting aus dem Kühlschrank holen sind die Muffins abgekühlt und Sie können sie in Cupcakes verwandeln. Nehmen Sie dazu ein Messer und bestreichen Sie die Muffins mit dem Frosting. Sehr leckere Cupcakes, die ein kleines Stück Karibik in den Mund zaubern. Lassen Sie es sich schmecken.

4.10 Kürbis Cupcakes

23,2 Kcal | 97 kJ | 1,5 Eiweiß (g) | 0,8 Fett (g) | 2,2 KH (g) pro Muffin

<u>Zutaten:</u> (für ca. 16 Cupcakes)
<u>Für den Teig</u>:
- 1 TL Vanille-Extrakt
- 300 g Hafer, gemahlen
- 2 Eier
- 425 g Kürbispüree
- 1 TL Sirup
- 175 ml Milch (1.5%)
- 6 TL Kristallzucker, natürlich
- 1 ¼ TL Zimt
- ¼ TL Salz
- ¼ TL Muskat
- ¼ TL Natron
- ½ TL Ingwer, getrocknet
- ¼ TL Backpulver
- ¼ TL Gewürznelken
- Süßstoff nach Gusto

<u>Für das Frosting:</u>
- 250 g Schlagsahne, fettreduziert

Zubereitung:
Heizen Sie Ihren Backofen auf 170 Grad vor und legen Sie die Muffin-Förmchen in das dazugehörige Muffin-Blech. Jetzt starten Sie mit der Zubereitung für den Teig. Zunächst müssen Sie den Hafer zu Mehl verarbeiten indem Sie ihn mahlen. Alternativ können Sie aber auch Hafermehl direkt kaufen. Falls Sie ebenfalls kein Kürbispüree käuflich erwerben können, dann machen Sie das Kürbispüree ganz einfach selbst, indem Sie einen Kürbis in mehrere Teile schneiden und ihn für ca. 15 bis 20 Minuten in Wasser kochen. Nun schälen und mixen Sie den Kürbis mit einem Pürierstab und fertig ist ihr Kürbispüree. Mischen Sie die trockenen Zutaten zusammen in einer Schüssel. Nehmen Sie den Zimt, die Nelken, die Haferflocken, Muskat, Backpulver, Natron, Vanille-Extrakt und Salz und vermengen Sie alles miteinander. In einer weiteren Schüssel geben Sie jetzt den Süßstoff zu den feuchten Zutaten: Das Kürbispüree, Sirup, Eier, Vanille und die Milch. Vermengen Sie alles und rühren Sie kräftig um, damit eine gleichmäßige Masse entsteht. Nun geben Sie alle Zutaten der beiden Schüsseln zusammen in eine weitere Schüssel und mixen diese mit einem Handrührgerät ca. 2 Minuten lang auf höchster Stufe durch, bis sich ein glatter Teig gebildet hat. Nun ist Ihr Teig fertig und Sie können den Teig in die Muffin-Förmchen füllen. Benutzen Sie zur Hilfe zwei Esslöffel. Schieben Sie die Muffins danach in den Ofen (mittlere Schiene) und lassen Sie sie für ca. 25 – 30 Minuten backen. Um wirklich sicher zu gehen, dass die Muffins gar sind, nehmen Sie einen Zahnstocher oder eine Messerspitze und stechen Sie nach der Backzeit in einen Muffin ein. Wenn kein Teig mehr an dem Zahnstocher oder an der Messerspitze haften bleibt, dann sind die Muffins gar. Nehmen Sie die Muffins aus dem Ofen und lassen Sie sie abkühlen. Das Frosting: Es ist dieses Mal ein ziemlich einfaches Topping. Schlagen Sie die Sahne in einer hohen Schüssel steif und stellen Sie sie danach für ca. eine halbe Stunde in den Kühlschrank. Nehmen Sie sie danach wieder aus dem Kühlschrank und geben Sie mit einem Löffel jeweils einen Klecks der Sahne auf die nun abgekühlten Muffins.
Ein super Rezept für alle Kürbis-Liebhaber unter uns.

5. Brownies / Mousse / Süße Träume

5.1 Der Klassiker – Mousse au Chocolat

172,5 Kcal | 723 kJ | 13,1 Eiweiß (g) | 11,4 Fett (g) | 4,6 KH (g) pro Portion

Zutaten: (für 2 Portionen)

- 6 Eiweiß
- Süßstoff (flüssig; nachWahl)
- 2 TL Kakaopulver (gehäuft, ungesüßt)

Zubereitung:

Geben Sie das Eiweiß in eine hohe Schüssel und schlagen Sie es steif. Nachdem Sie das gemacht haben, fügen Sie nach und nach das Kakaopulver hinzu und vermengen es mit dem Eiweiß. Fügen Sie danach den Süßstoff hinzu. Nun müssen Sie die entstandene Creme abschmecken. Geben Sie alles in eine Glasschale und decken Sie diese mit Klarsichtfolie ab Stellen Sie die Schale für eine Stunde in den Kühlschrank. Sicherlich ist die Creme nicht mit echter Mousse au Chocolat zu vergleichen. Wenn Sie aber nicht auf den leckeren Geschmack von Schokolade verzichten wollen, bietet Ihnen dieses Rezept eine leckere, kohlenhydratarme Alternative.

5.2 Vanillemousse

165,7 Kcal | 693,6 kJ | 8,6 Eiweiß (g) | 13 Fett (g) | 2,3 KH (g) pro Portion

Zutaten: (für ca. 8 Portionen)

- 200 ml Milch (1.5%)
- 1 Vanilleschote
- 4-6 Blätter Gelatine (oder entsprechende Menge Pulvergelatine)
- 100 g Xucker (oder anderes Süßungsmittel)
- 300 ml Sahne, fettarm
- 4 Eigelb

Zubereitung:
Weichen Sie zunächst die Gelatine ein (wie auf der Packungsbeilage empfohlen). Schneiden Sie mit einem Messer die Vanilleschote längs auf und entnehmen Sie der Schote das Vanillemark. Geben Sie die Milch in einen Kochtopf und fügen Sie den Xucker, das Vanillemark sowie die Schote hinzu. Lassen Sie alles leicht köcheln und ca. 10 Minuten lang ziehen. Somit erhalten Sie einen perfekten Vanillegeschmack. Nehmen Sie den Topf vom Herd und entfernen Sie die Vanilleschote. Nun bereiten Sie ein Wasserbad vor. Stellen Sie eine Plastikschale über einen Topf mit dampfendem Wasser und geben Sie die Eigelbe hinein. Schlagen Sie diese mit einem Schneebesen cremig. Fügen Sie nach und nach die Vanillemilch hinzu und schlagen Sie die entstehende Creme weiter, bis die Eier mit der Milch gut vermengt sind. Jetzt fügen Sie die Gelatine zur Masse hinzu und rühren Sie vorsichtig unter. Nehmen Sie die Schüssel vom Wasserbad und lassen Sie die Creme etwas abkühlen. Jetzt nehmen Sie eine hohe (fettfreie) Schüssel und schlagen die Sahne sehr steif. Im Anschluss heben Sie die Sahne langsam unter die bereits vorhandene Creme und vermengen alles miteinander. Achten Sie bitte darauf, dass die Creme zu diesem Zeitpunkt bereits angefangen haben sollte zu gelieren. Nun können Sie die fertige Creme entweder auf Dessert-Gläser verteilen oder in eine Glasschüssel geben. Stellen Sie die Creme für ca. 3 Stunden lang in den Kühlschrank. Ein kleiner Tipp: Besonders gut schmeckt die Creme mit Himbeersoße. Hier können Sie sich aber frei nach Ihrem Geschmack richten.

5.3 Mousse au Chocolat mit Sojamilch

114,3 Kcal | 478 kJ | 10,6 Eiweiß (g) | 5,6 Fett (g) | 4 KH (g) pro Portion

Zutaten: (für ca. 3 Portionen)
- 10 g Gelatine
- 5 Süßstofftabletten
- 20 g Kakaopulver

- 500 ml Sojadrink (Milch)

Zubereitung:
Dieses Rezept ist wirklich einfach und dennoch unglaublich lecker. Nehmen Sie sich eine Schüssel und geben alle Zutaten direkt hinein. Warten Sie eine Weile, bis die Gelatine weich geworden ist. Nun stellen Sie die Schale über ein Wasserbad und lassen die Masse erhitzen. Jetzt müssen Sie unter ständigem Rühren die Zutaten zu einer homogenen Masse verrühren. Anschließend füllen Sie die Creme in eine Glasschüssel und verquirlen Sie nochmal richtig, damit die Gelatine überall greifen kann und nicht auf den Boden sickert. Stellen Sie die Schüssel anschließend in den Kühlschrank und lassen Sie sie für mindestens 5 Stunden erkalten. Danach können Sie eine leckere Variante des Mousse au Chocolat-Klassikers genießen. Für jede Naschkatze ein kohlenhydratarmes Rezept, dass einem die Lust auf Schokolade nicht nimmt.

5.4 Zitronenmousse

433,7 Kcal | 1815,5 kJ | 22,2 Eiweiß (g) | 33 Fett (g) | 8,4 KH (g) pro Portion

Zutaten: (für ca. 4 Portionen)
- 500 g Magerquark
- Süßstoff (Stevia oder Xucker) nach Gusto
- 5 Blätter weiße Gelatine
- 1 Zitrone
- 3 Eiweiß
- 400 ml Schlagsahne, fettarm
- 1 Prise Salz
- Minzeblätter zum Garnieren

Zubereitung:
Weichen Sie als erstes die Gelatine ein. Beachten Sie hierbei die Anweisung auf der Packungsbeilage. In der Regel sollte die Gelatine ca.

10 Minuten in reichlich kaltem Wasser einweichen. Waschen Sie jetzt die Zitrone ab und reiben Sie im Anschluss die Schale der Zitrone. Sie können auch fertigen Zitronenabrieb verwenden. Pressen Sie die Zitrone und geben Sie den Saft und den Zitronenabrieb zusammen mit dem Quark und dem Xucker in eine Schale. Vermischen Sie alles miteinander, bis der Quark cremig ist. Nun erhitzen Sie die Gelatine mit ca. 5 EL Wasser in einem Topf. Achten Sie bitte darauf, dass die Gelatine nicht anfängt zu kochen. Geben Sie nun zwei Esslöffel des angerührten Quarks zu der Gelatine und nehmen Sie diese vom Herd. Nun füllen Sie die Gelatine unter den restlichen Quark und schlagen sie zügig unter. Jetzt nehmen Sie eine hohe Schüssel (fettfrei) und geben die Eiweiße und eine Prise Salz hinein. Schlagen Sie die Eiweiße zu Eischnee. Diesen heben sie dann ebenfalls unter die Quarkmasse bis eine Creme entsteht. Stellen Sie nun alles für ca. 2 Stunden in den Kühlschrank. Nach 2 Stunden schlagen Sie die Sahne steif und geben sie ebenfalls zu der Creme. Nun sollten Sie die fertige Masse auf vier Dessert-Gläser verteilen. Am besten schmeckt die Mousse, wenn Sie sie über Nacht im Kühlschrank lassen. Vergessen Sie nicht, die Schale mit Klarsichtfolie abzudecken, damit die Creme keine anderen Geschmäcker aus dem Kühlschrank annimmt. Zum Servieren dekorieren Sie die Schälchen mit Minzeblättern. Eine sehr erfrischende Mousse perfekt für den Sommer geeignet.

5.5 Erdbeermousse mit Rhabarber

240,2 Kcal | 1005 kJ | 10,2 Eiweiß (g) | 15,1 Fett (g) | 9,4 KH (g) pro Portion

Zutaten: (für ca. 4 Portionen)
- 300 g Rhabarber
- 2 TL Zitronenabrieb
- 2 Vanilleschoten
- 4 EL Zitronensaft
- 125 ml trockener Weißwein
- 200 g Magerquark

- 125 ml Apfelsaft, ungesüßt
- 200 ml Schlagsahne, fettarm
- Süßstoff (Stevia oder Xucker) nach Gusto
- 4 Blätter weiße Gelatine
- 1 kleine Zimtstange
- 250 g Erdbeeren
- 1 Sternanis
- Puderzucker zum Bestäuben
- 4 Biskuitplätzchen

Zubereitung:
Waschen Sie als erstes den Rhabarber und schälen Sie ihn anschließend. Schneiden Sie die Rhabarberstangen in ca. 4 cm große Stücke. Schneiden Sie die Vanilleschote längs mit einem Messer auf und kratzen Sie das Mark der Schote heraus. Schmeißen Sie die Schale des Rhabarbers nicht weg, da Sie diese nun für den nächsten Schritt noch brauchen. Geben Sie die Schale des Rhabarbers, den Weißwein, den Apfelsaft, Xucker, die Zimtstange, den Sternanis, die beiden Vanilleschoten und die Hälfte vom Mark in einen Topf und lassen Sie die Masse für ca. 30 Minuten vor sich hin köcheln. Rühren Sie sie gelegentlich um. Gießen Sie die Masse in einen zweiten Topf. Nehmen Sie dazu ein Sieb und sieben Sie die Zutaten hindurch, sodass keine Stücken der Schote oder der Rhabarberschalen im Topf landen. Geben Sie jetzt die bereits klein geschnittenen Rhabarberstücke hinzu und lassen Sie nun alles auf kleiner Flamme ca. 3 bis 4 Minuten bei schwacher Hitze garen. Der Rhabarber sollte nun weich sein, jedoch noch nicht zerfallen. Nehmen Sie den Topf vom Herd und lassen Sie alles abkühlen. Während die Rhabarbermasse nun abkühlt, waschen und putzen Sie die Erdbeeren. Legen Sie 4 Erdbeeren zur Seite (für später) und pürieren Sie den Rest mit einem Stabmixer. Danach weichen Sie die Gelatine nach Packungsbeilage im kalten Wasser ein. Nehmen Sie eine Schüssel und geben Sie den Quark und das Erdbeerpüree hinein. Schlagen Sie jetzt die Sahne steif und heben Sie sie vorsichtig unter den Quark. Jetzt benötigen Sie einen weiteren Topf.

Geben Sie den Zitronensaft, den Abrieb der Zitrone und den Xucker hinein und lassen Sie alles kurz aufkochen. Fügen Sie währenddessen das restliche Mark der Vanilleschoten hinzu. Nehmen Sie den Topf vom Herd und legen Sie jetzt die aufgeweichte Gelatine in den noch warmen Zitronensud. Verquirlen Sie alles, bis die Gelatine sich aufgelöst hat. Geben sie zwei bis drei Esslöffel, des Erdbeerquarks in den Zitronensud und quirlen Sie alles durch. Jetzt geben Sie die Masse komplett zu dem restlichen Erdbeerquark, verrühren alles zügig miteinander und heben es unter die Sahne. Nun verteilen Sie alles auf vier Dessert-Gläser und stellen diese für ca. 3-4 Stunden in den Kühlschrank. Nehmen Sie die Schälchen aus dem Kühlschrank und halten Sie sie kurz in heißes Wasser. Dies müssen Sie machen, da Sie nun die Gläser auf einen Teller stürzen sollen. So haben Sie einen kleinen Erdbeermousse-Turm auf dem Teller angerichtet. Jetzt dekorieren Sie den Turm, indem Sie das fertige Rhabarberkompott auf den Türmchen verteilen. Zum Schluss garnieren Sie die Türmchen mit den Biskuitplätzchen und den übrigen Erdbeeren. Ein geniales Dessert, das bei Ihren Gästen Eindruck hinterlassen wird.

5.6 Limetten – Joghurt Mousse mit Himbeeren

209 Kcal | 874,7 kJ | 1,3 Eiweiß (g) | 16,6 Fett (g) | 8,7 KH (g) pro Portion

Zutaten: (für ca. 4 Portionen)

- 250 g Himbeeren (frisch oder TK)
- 6 Blätter weiße Gelatine
- 200 g Sahne, fettarm
- 300 g Joghurt
- 1 Päckchen Vanillezucker
- 1 Limette
- Süßstoff (Stevia oder Xucker) nach Gusto
- etwas Melisse

Zubereitung:

Weichen Sie die Gelatine ein (achten Sie hierbei auf die Beschreibung auf der Packungsbeilage). Waschen Sie nun die Limette und reiben Sie die Schale mit einem Küchenhobel ab. Anschließend pressen Sie die Limette aus. Geben Sie nun den Saft und den Abrieb der Limette in eine Schale und geben Sie den Joghurt, 4EL Xucker (nach Gusto) und Vanillezucker hinzu. Verrühren Sie alles zu einer glatten Masse. Lösen die Gelatine auf und geben Sie sie anschließend mit in die Joghurtmasse rein. Rühren Sie alles zügig um, damit sich die Gelatine gut verteilen kann und nicht auf den Boden der Schüssel absinkt. Stellen Sie die Creme in den Kühlschrank und achten Sie darauf, dass die Gelatine zu gelieren beginnt. Jetzt schlagen Sie die Sahne steif und heben diese vorsichtig unter die Joghurtmasse. Stellen Sie die Creme in den Kühlschrank für mindestens 4 Stunden zurück. Pürieren Sie jetzt die Himbeeren und stellen Sie das Mus ebenfalls kalt. Nach 4 Stunden stechen Sie von der Joghurt-Mousse Nocken ab und verteilen diese auf 4 Teller. Verteilen Sie das Himbeerpüree darum und geben Sie etwas Melisse als Dekoration auf die Teller. Sie können ein paar Himbeeren zur Seite legen und diese ebenfalls als Dekoration verwenden. Ein lockerer, leichter Genuss, der Sie begeistern wird.

5.7 Schoko – Brownies

78,5 Kcal | 329 kJ | 3,6 Eiweiß (g) | 5,8 Fett (g) | 1,9 KH (g) pro Brownie

Zutaten: (für ca. 12 Portionen)
- 1 Flasche Vanillearoma
- 55 g Butter
- 1 TL Süßstoff (Stevia, gestrichen)
- 30 g Kuvertüre (zartbitter, oder Bitterschokolade)
- ½ TL Backpulver
- 40 g Kakaopulver
- 70 g Mandelmehl
- 2 Eier (getrennt)
- 150 g Süßstoff/Xucker

Zubereitung:
Heizen Sie den Backofen auf 170 Grad vor. Trennen Sie als erstes die Eier und schlagen Sie das Eiweiß zu Eischnee. Sie können auch eine Prise Salz hinzugeben, da das Eiweiß somit schneller steif wird. Brechen Sie jetzt die Schokolade in kleine Stücke und schmelzen Sie diese zusammen mit der Butter. Hierzu benötigen Sie ein Wasserbad. Stellen Sie eine Schüssel über einen Topf mit kochendem Wasser, geben Sie die Butter und Schokolade hinein und verrühren Sie alles miteinander. Wenn alles geschmolzen ist, nehmen Sie die Schüssel vom Wasserbad runter, geben nun den Kakao hinzu und rühren ihn unter die Schoko-Buttermasse. Jetzt können Sie alle weiteren Zutaten direkt mit in die Schüssel geben und Sie unterrühren. Wundern Sie sich nicht, wenn die Masse jetzt sehr fest wirkt. Sie haben noch den zuvor geschlagenen Eischnee zur Hand. Diesen heben Sie jetzt langsam unter die Masse und vermengen alles miteinander. Füllen Sie den Teig in eine Brownie-Form. Falls sie keine Brownie-Form besitzen, können Sie auch eine Auflaufform benutzen. Diese sollte ungefähr eine Größe von 20 x 20 cm haben. Streichen Sie den Teig glatt und stellen Sie den fertigen Brownie-Teig für ca. 20 Minuten in den Ofen (mittlere Schiene). Um sicher zu gehen, dass die

Brownies auch fertig sind, stechen Sie den Teig mit einem Zahnstocher ein. Wenn kein Teig mehr daran haftet, sind die Brownies fertig. Ein super Vertreter (mit wenigen Kohlenhydraten) im Vergleich zu dem ansonsten sehr kohlenhydrathaltigen Back-Hit.

5.8 Nuss – Brownies

1795,1 Kcal | 7513,3 kJ | 48,8 Eiweiß (g) | 155,8 Fett (g) | 42,1 KH (g) pro Backblech

Zutaten: (für ca. 1 Backblech ca. 30 x 40 cm)
- 130 g Pecan- oder Walnüsse
- 90 g Butter
- ¼ TL Salz
- 130 g Xucker (alternativ auch Stevia)
- 3 TL Vanillezucker
- 70 g Kakaopulver
- ¾ TL Backpulver
- 3 Eier
- 190 g Mehl (alternativ Sojamehl)
- 120 ml Wasser

Zubereitung:
Heizen Sie den Backofen auf 160 Grad vor und legen Sie ein Backblech mit Backpapier aus. Legen Sie die Butter in einen Topf und lassen Sie diese schmelzen (Sie können die Butter alternativ auch in der Mikrowelle schmelzen lassen). Geben Sie die geschmolzene Butter in eine Rührschüssel und fügen Sie den Xucker und den Kakao hinzu. Verrühren Sie alles miteinander. Anschließend geben Sie nach und nach die Eier und das Wasser hinzu. In einer weiteren Schüssel vermischen Sie das Mehl, das Backpulver, Vanillezucker und Salz miteinander. Fügen Sie jetzt das Mehl-Gemisch der Butter/Schokomasse hinzu, indem Sie mit einem Handrührgerät die zwei Massen miteinander vermischen, bis ein weicher Teig entsteht. Heben Sie zum Schluss die Nüsse unter.

Jetzt geben Sie den Teig auf das Backblech und streichen alles mit einem Kochlöffel glatt. Stellen Sie das Backblech in den Ofen (mittlere Schiene) und lassen Sie die Brownies für 15 bis 20 Minuten im Ofen. Sobald die Brownies fertig sind, schneiden Sie sie in Rechtecke und lassen sie auf einem Kuchengitter auskühlen. Super einfach, super lecker.

ACHTUNG: Die Nährwerte beziehen sich auf ein ganzes Backblech.

5.9 Walnuss-Mandel Brownies

193,6 Kcal | 810,7 kJ | 7,5 Eiweiß (g) | 15,5 Fett (g) | 3,9 KH (g) pro Brownie

Zutaten: (für ca. 8 bis 10 kleine Brownies)
- 1 Prise Salz
- 30 g Walnüsse, grob gehackt
- 45 g Butter
- 100 g Mandeln, gemahlen
- 30 g Schokolade, zartbitter
- 20 g Kakao, entölt
- 175 ml Milch (1.5%)
- 30 g Sojamehl
- 3 Eiweiß
- 1 Vanilleschote
- 2 Eigelb
- 2 TL Backpulver
- 1 EL flüssiger Süßstoff

Zubereitung:
Heizen Sie den Backofen auf 175 Grad vor. Nehmen Sie eine Pfanne und rösten Sie darin die Walnüsse an. Passen Sie auf, dass die Walnüsse nicht anbrennen. Stellen Sie danach die Pfanne vom Herd und lassen Sie die Walnüsse abkühlen. Jetzt nehmen Sie einen kleinen Topf und geben die Schokolade und die Butter hinein. Bei niedriger Temperatur warten Sie

nun, bis die Schokolade und die Butter geschmolzen sind. Verrühren Sie alles gut miteinander. Dann nehmen Sie den Topf vom Herd und lassen die Masse etwas abkühlen. Geben Sie jetzt die gemahlenen Mandeln, Sojamehl, Kakao, das Mark der Vanilleschote, Süßstoff, 2 Eigelb, Milch und Backpulver in eine Schüssel. Schneiden Sie vorher die Vanilleschote längs auf und entfernen Sie das Mark mit einem Messer. Verrühren Sie alles mit einem Handrührgerät, geben Sie jetzt die Schokoladen/Buttermischung hinzu und verquirlen Sie alles zu einer cremigen Masse. Nehmen Sie jetzt eine hohe (fettfreie) Schüssel, geben Sie die Eiweiße mit einer Prise Salz hinein und schlagen Sie sie zu festem Eischnee. Jetzt geben Sie die Walnüsse und den geschlagenen Eischnee vorsichtig unter die Teigmasse und mischen alles mit einem Kochlöffel durch. Geben Sie den Teig in eine mit Backpapier ausgelegte Auflaufform oder in eine Brownie-Form, wenn Sie eine besitzen. Stellen Sie die Form für ca. 20 bis 25 Minuten in den Ofen und lassen Sie den Teig backen. Um wirklich sicher sein zu können, dass die Brownies fertig sind, nehmen Sie einen Zahnstocher oder Messerspitze und stechen Sie nach der Backzeit den Teig einmal kurz ein. Wenn kein Teig mehr kleben bleibt, sind die Brownies gar. Lassen Sie es sich schmecken.

1. Kohlenhydrate-Tabelle – Was enthält wie viel? (Über 155 Lebensmittel)

Die folgende Kohlenhydrate-Tabelle zeigt die gängigsten Lebensmittel aus den Kategorien Obst, Gemüse, Fisch, Fleisch uvm. . Dabei handelt es sich um keine reine Low Carb Tabelle. Ich möchte Sie vielmehr dazu bewegen, ein Gefühl für kohlenhydrathaltige und kohlenhydratarme Lebensmittel zu entwickeln, damit sie besonders zu Beginn die richtigen Entscheidungen treffen.

Alle Angaben beziehen sich auf den Kohlenhydratanteil pro 100g.

1.1 Gemüse

Spargel – 2 g

Radieschen – 2 g

Rettich – 2 g

Gurke – 2 g

Oliven – 2 g

Soja – 5 g

Weißkohl – 4 g

Kohlrabi – 4 g

Wirsing – 4 g

Rosenkohl – 3 g

Lauch – 3 g

Porree – 3 g

Rotkohl – 3 g

grüne Bohnen – 3 g

Schalotte – 3 g

Paprika – 3 g

Sauerkraut – 2 g

Wildreis – 73 g

Linsen – 52 g

Limabohnen – 45 g

Esskastanien – 41 g

Kichererbsen – 41 g

Weiße Bohnen – 40 g

Kidney Bohnen – 37 g

Rhabarber – 1 g

Grünkohl – 1 g

Salate, grün – 1 g

Bambussprossen – <1 g

Mangold – <1 g

Champignons – <1 g

Spinat – <1 g

Avocado – <1 g

Natur-Basmatireis – 76 g

Naturreis – 73 g

Süßkartoffel – 24 g

Yamswurzel – 22 g

Kartoffel – 15 g

Fenchel – 3 g

Tomate – 3 g

Artischocke – 3 g

Aubergine – 3 g

Brokkoli – 3 g

Blumenkohl – 2 g

Sellerie – 2 g

Zucchini – 2 g

1.2 Fleisch & Wurst

Wild - <1 g

Rind - <1 g

Ente - <1 g

Gans - <1 g

Rinderleber - 6 g

Schwein, geräuchert, roh - <1 g

Ziege - <1 g

Frankfurter Würstchen - 2 g

Rohwurst, geräuchert - <1 g

Gänseleber - 5 g

Hase - <1 g

Huhn - <1 g

Kalb - 1 g

Kalbsleber - 5 g

Lamm - <1 g

Lammleber - 3 g

1.3 Vollkorn

Roggen – 61 g

Hafer – 60 g

Pumpernickel – 37 g

Buchweizen – 71 g

Dinkel – 70 g

Weizen – 67 g

Kamut – 67 g

Couscous – 63 g

Quinoa – 61 g

1.4 Getränke

Cola/Limonaden - 12 g

Obstwein/Most - 1 g

Portwein - 14 g

Wein, durchschnittlich - 4 g

Kaffee, ohne Zucker - 1 g

Kaffee mit Sahne 35% Fett - 3 g

Tee, ungesüßt - 1 g

Bier, hell - 5 g

Bier, dunkel - 6 g

1.5 Obst

Apfel, frisch – 11 g

Mandarinen – 10 g

Pflaumen – 10 g

Heidelbeeren – 6 g

Johannisbeeren – 6 g

Banane, getrocknet – 75 g

Datteln, getrocknet – 65 g

Rosinen – 64 g

Apfel, getrocknet – 57 g

Feigen, getrocknet – 54 g

Datteln, frisch – 37 g

Banane, frisch – 21 g

Granatapfel – 17 g

Kaki – 17 g

Mirabellen – 16 g

Weintrauben – 15 g

Kirschen – 13 g

Nektarine – 12 g

Zuckermelone – 12 g

Physalis – 6 g

Erdbeeren – 5 g

Melone – 5 g

Himbeeren – 5 g

Papaya – 2 g

Grapefruit – 9 g

Guaven – 9 g

Aprikosen – 9 g

Stachelbeeren – 9 g

Orange – 8 g

Quitte – 7 g

Brombeeren – 6 g

Preiselbeeren – 6 g

Feigen, frisch – 13 g

Mango – 13 g

Ananas – 12 g

Birne – 12 g

Honigmelone – 12 g

1.6 Fette & Öle

Rinderschmalz - 0 g

Hammelfett - 0 g

Gänseschmalz - 0 g

Kokosfett - <1 g

Butter - <1 g

Margarine - <1 g

Mayonaise - 3 g

Pflanzenöle - 0 g

Schweineschmalz - 0 g

1.7 Pilze

Steinpilze - 6 g

Steinpilze, getrocknet - 52 g

Champignons - 4 g

Pfifferlinge - 4 g

1.8 Fisch & Meeresfrüchte

Miesmuscheln - 2 g

Sardinen - <1 g

Schnecken - 2 g

Zander - <1 g

Kaltwasserfische - <1 g

Aal, frisch - <1 g

Aal, geräuchert - <1 g

Austern - 5 g

Garnelen - <1 g

Hummer - <1 g

Kaviar - 3 g

1.9 Nüsse

Erdnüsse - 21 g

Erdnussbutter - 17 g

Haselnüsse - 18 g

Kastanien - 46 g

Kokosmilch - 5 g

Mandeln - 20 g

Paranüsse - 11 g

Walnüsse - 16 g

Kokosnüsse - 79 g

Kokosnuss getrocknet - 23 g

1.10 Eier

Hühnereier - <1 g

Eigelb - <1 g

Eiweiß - <1 g

1.11 Milch & Milchprodukte

Rahmkäse - 2 g

Roquefortkäse - 2 g

Schmelzkäse 45 % Fett - 6 g

Molke - 5 g

Quark, fett - 4 g

Quark, mager - 2 g

Schlagrahm 30% Fett - 3 g

Joghurt - 5

Kuhmilch, frisch - 5 g

Schafmilch - 5 g

Ziegenmilch - 5 g

Buttermilch - 4 g

Kondensmilch, gesüßt - 54 g

Kondensmilch, ungesüßt - 10 g

Camembert - 2 g

Edamer - 4 g

Emmentaler - 4 g

Parmesan - 3 g

2. SCHLUSSWORT

Low Carb ist eine wunderbare Möglichkeit um abzunehmen und vor allem dauerhaft schlank zu bleiben. Eine kohlenhydratarme Ernährung lässt nicht nur die Pfunde purzeln, sondern sorgt auch für ein besseres Wohlbefinden.

Nehmen Sie sich die Zeit und stellen Sie Ihre Ernährung Schritt für Schritt um. Dieses Buch bietet Ihnen viele kreative und gesunde Low Carb-Rezepte, die Sie bedenkenlos in Ihren Ernährungsplan aufnehmen können.

Egal ob Frühstück, Mittagessen, Abendessen oder Dessert – In meiner Buch-Reihe *Rezepte ohne Kohlenhydrate: Low Carb – Erfolgreich abnehmen und endlich schlank werden!* finden Sie über 150 weitere Low Carb Rezepte. Diese einmalige Sammlung bietet Ihnen die perfekte Grundlage, um einen eigenen Ernährungsplan aufzustellen und erfolgreich abzunehmen. Gewissenhaft zusammengetragen, selbst getestet und garantiert Low Carb!

Ich wünsche Ihnen von Herzen alles Gute auf Ihrem Weg und hoffe ich konnte Ihnen helfen.

Ihre Charlotte Hunger

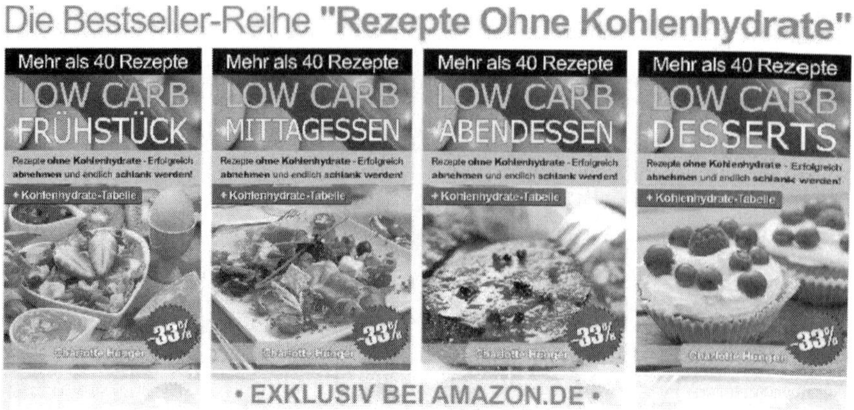

Die komplette Serie *Rezepte Ohne Kohlenhydrate* von Charlotte Hunger gibt es ab sofort exklusiv auf Amazon.de. Weitere Bücher von Charlotte Hunger finden Sie hier:

www.amazon.de/Charlotte-Hunger/e/B00K9IZHA6/

NEU: Diskutieren Sie auf Facebook mit Charlotte Hunger und anderen Lesern über Low Carb.

facebook.com/RezepteOhneKohlenhydrate

Eine weitere Buch-Serie die ich Ihnen an dieser Stelle ans Herz legen möchte, ist die Serie *101 Low Carb Rezepte* von Andreas Schmitz, welche man bei Amazon als Taschenbuch und eBook erwerben kann. Die Serie besteht aus 3 Teilen und ich pers. bin sehr begeistert vom Umfang und der Qualität dieser Bücher. Ein absolutes Muss für jeden, der seine Ernährung dauerhaft auf Low Carb umstellen möchte.

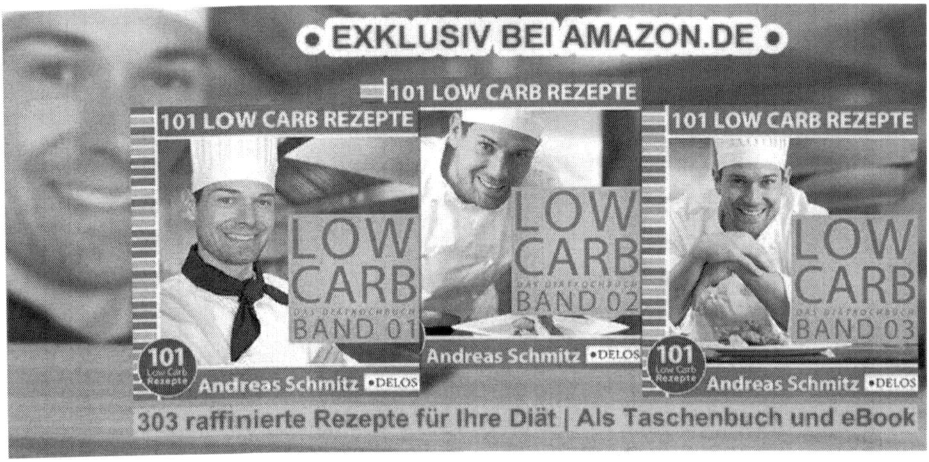

Die komplette Serie gibt es übrigens auch in einem Paket.

2.1 Hat Ihnen dieses Buch gefallen?

Meine Buch-Serie *Rezepte ohne Kohlenhydrate: Low Carb – Erfolgreich abnehmen und endlich schlank werden!* befindet sich in ständiger Bearbeitung. Ich möchte meinen Lesern und Leserinnen auch zukünftig die besten Informationen, Tipps & Tricks und Rezepte zum Thema *Low Carb* bieten. Darum bitte ich Sie, sich 1-2 Minuten Zeit zu nehmen und auf Amazon.de eine kurze Rezension zu meinem Buch zu schreiben.

Was hat Ihnen besonders gut gefallen? Was wünschen Sie sich? Hat Ihnen mein Buch geholfen? Nur durch Ihre Meinung kann ich den Inhalt meines Buches verbessern, um auch zukünftig andere Menschen für Low Carb zu begeistern.

Amazon **Rezension schreiben** ★★★★★

www.amazon.de/Charlotte-Hunger/e/B00K9IZHA6/

Ich danke Ihnen vielmals!

Ihre Charlotte Hunger

3. Anhang, Rechtliches & Impressum

3.1 Über die Autorin Charlotte Hunger

Charlotte Hunger, 1976 in Heidelberg als Tochter eines Buchbinders und einer Hautärztin geboren, studierte Philosophie und Kunstgeschichte an der Universität zu Köln. Während ihres Studiums, entdeckte die damals 24-Jährige ihre Leidenschaft zu schreiben und publizierte in der regionalen, später dann auch in der nationalen Tagespresse.

Heute ist Charlotte Mutter, Tochter, Schwester, Ehefrau, Freundin, freiberufliche Autorin, Künstlerin und nicht zuletzt einfach nur Frau. Zusammen mit ihrem Mann und ihren zwei Töchtern, lebt sie heute in einem kleinen Häuschen am Stadtrand von Bochum.

Ihre erste selbst veröffentlichte Buch-Reihe "Rezepte ohne Kohlenhydrate: Low Carb - Erfolgreich abnehmen und endlich schlank werden! (Das Diätkochbuch)" stürmte bereits in der ersten Woche die Top 100 Kindle-Charts.

Mit ihren positiven Erfahrungen, möchte Charlotte Hunger ihr Wissen mit anderen Menschen teilen und Sie ebenfalls für Low Carb begeistern.

Liebevoll gestaltete Inhalte, einige persönliche Anekdoten und garantiert Low Carb!

3.2 Rechtliches

Alle Angaben und Informationen in diesem Buch wurden sorgfältig ausgearbeitet. Ich bin bemüht alle Inhalte ständig auf dem aktuellen Stand zu halten. Dennoch sind Fehler und Unklarheiten nicht ausgeschlossen, weshalb ich keine Garantie für die Richtigkeit, Aktualität, Qualität und Vollständigkeit meiner Inhalte geben kann.

3.3 Impressum

Charlotte Hunger wird vertreten durch:

S. Neumann
Brandströmstr. 21
45661 Recklinghausen
Germany

6231090R00130

Printed in Germany
by Amazon Distribution
GmbH, Leipzig